文
景

Horizon

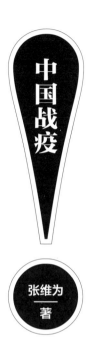

中国战疫！

张维为 著

上海人民出版社

目　录

第二章

中国力量与命运共同体

第三章

傲慢与偏见祸害西方

第四章

"百年未有之大变局"

引 言

2020 年 1 月 23 日武汉"封城"那天,我人还在瑞士达沃斯开会,不少外国朋友向我了解情况,我说,细节我还不那么清楚,但一定是很严重的传染病,否则不会采取这么严厉的措施。我还表示了这么一个观点:如果中国模式应付不了这个挑战,那么其他模式就更不可能了。

这场新型冠状病毒肺炎疫情是人类社会遭遇的共同挑战,世界各国本应该团结起来共同应对才是人间正道,但一些西方人士和媒体却幸灾乐祸,落井下石，认为这场疫情是中国的"切尔诺贝利时刻"，期待中国体制走向崩溃。然而，疫情不久就出现逆转，中国战疫稳步走向胜利，西方国家却一个接一个陷入灾难，西方"冷战"思维偏执狂和他们的制度正面临自己的"切尔诺贝利时刻"。

这次中国和西方主要国家应对新冠肺炎疫情的表现，很大程度上是中西方政治制度和治理模式的同台竞争。中国是遭遇战，匆促应战后很快稳定下来，打得有声有色，一手烂牌打成一手好牌。相比之下，西方国家以"逸"待"劳"，大都坐失良机，一手好牌打成一手烂牌，某些国家简直打得荒腔走板；西方主要国家的确诊率和死亡率远远高于中国。

回望全球战疫这几个月，对于国人来说，这是有史以来最大规模的一次开放式的、体验式的中国自信和中国制度自信的公开课。它面广，触及每一个中国人；它时间短，也就是几个月时间，现在看来还会持续一段时间；它强度大，震撼每个敬畏生命者的心灵；它道理直白，中西方制度全方位的比较天天都在进行，中国抗疫模式明显胜出；它素材多，几乎每时每刻都有来自世界各地的最新信息；它手段新，中国无数普通民众，特别是年轻人，通过微信和视频等手段，从中国视角和中国标准出发，全方位地点评各国抗疫模式及其效果。在这次战疫中，我们的人民给力，我们的制度给力，我们的军队给力，我们的文化给力，我们的科技给力，我们的医护人员给力，我们的领导人给力！我老是说这句话：中国模式并非十全十美，它有许多可以改进的地方，但就现在的水平也可以和西方模式竞争而胜出。

中国人民对自己制度优势的认知从未像今天这么亲切、直接与深刻。他们从中国抗疫模式的成功和西方抗疫模式的溃败中，庆幸自己生活在中国，生活在一个最尊重生命的社会主义国家，生活在一个经得起全方位国际比较的伟大国家。这是中国人的"心胜"，在绝大多数中国人心中，特别是年轻人心中，西方制度完全跌下神坛，西方模式，包括其意识形态和制度安排，已风光不再，"魔力"殆尽，这对于中国人民从容应对"百年未有之大变局"具有深远意义。

我们有理由相信，这场疫情，就和历史上许多大疫情一样，将改变人类历史。我们正在见证人类历史大转折。在这场超大规模的政治制度和治理模式的同台竞争中，中国明显胜出，中国特色社会主义制度明显胜出。正因为如此，我认为从大势来看，虽然还会有沟沟坎坎，甚至惊涛骇浪，但世界将以更快的速度向东方倾斜，向中国倾斜，向社会主义倾斜，这次世界范围的疫情"大战"就是这种倾斜的催化剂！

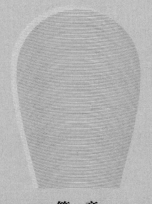

第一章

一场疫情，两种制度

一、中国：脱颖而出

　　一场新冠肺炎疫情"大战"突发，对世界各国的政治制度和治理模式都是一场同台竞争的大考。中西方两种政治制度和治理模式的比拼，一般环境下不易区别良莠，但一场抗疫"大战"使大家一下子看出孰优孰劣。我们可以说，中国特色社会主义制度，这次几乎在所有可比的领域内，都完胜西方资本主义制度。中国以较高的分数通过了这场全方位的压力测试，真有乾坤大逆转的感觉。尽管西方主流媒体还在继续抹黑中国，但这无济于事，这正说明他们心慌了——中国制度的成功是他们最害怕的事情。

这次中西方抗疫模式的最大差别就是，中国模式从一开始就明确，人民的生命和健康高于一切，这是中国特色社会主义制度的本质特性所决定的，同时也是中国文化中源远流长的"人命关天"理念所决定的。中国文化讲"道"，讲"政道"，讲"大道至简"，"道"以管"术"。中国抗疫模式的"道"就是习近平总书记所说的"把人民群众生命安全和身体健康放在第一位"；相比之下，西方资本主义国家的做法都是经济利益和商业利益高于一切，决策者在抗疫行动上举棋不定、心存侥幸，抗疫的结果也就完全不一样了。回头看西方是多么地短视，为了一时的经济利益和商业利益，结果首先沦陷的都是自己经济和商业最发达的地区：美国的纽约、法国的巴黎、英国的伦敦、西班牙的马德里、意大利的米兰和伦巴第地区，等等。

中国模式在第一时间就把这场战疫看作一场大规模的"战争"。与西方国家不同，中国被疫情打了个措手不及，中国仓促应战后不久就稳定下来，随后打得有声有色，相比之下，西方国家的确诊率、死亡率和死亡人数都远高于中国。到本书截稿时（2020 年 5 月 27 日），人口只有中国四分之一不到的美国，其新冠肺炎的确诊人数为中国的 20 倍、死亡人数为中国的近 22 倍，其他西方大国的情况也很糟糕。

从"战争"的视角来审视中国战疫模式的话，应该说我们率先发起了疫情阻击战。阻击战就是在疫情暴发初期，以最快的速度和最坚决的手段阻断疫情的蔓延。党中央果断决定"封城"并打响了武汉保卫战，同时其他省份启动一级响应，展现了我们制度的迅速反应能力。整个中国随之分为两个战场：一个是湖北武汉，在这个主战场上，我们集中兵力打歼灭战，来自全国各地逾 4.2 万名医护人员第一时间奔赴疫区；另一个是中国其他地区，我们全面打好疫情防控的人民战争。这两个战场有分有合，有进有退，习近平总书记亲自指挥、亲自部署，中央成立由国务院总理李克强牵头的中央应对新冠肺炎疫情工作领导小组，孙春兰副总理率领中央指导组每天都在湖北第一线靠前指挥。这些背后是我们制度的领导指挥能力。这次抗疫，我们的人民给力，我们的党中央给力，我们的习主席给力；相比之下，西方国家已经到了至暗时刻，但他们再没有了丘吉尔。

我们发起了总体战，不计较一城一地的得失，上上下下，东西南北中，数十个部门日日夜夜地协调作战，体现了"一方有难，八方支援"的中国精神。以国务院疫情联防联控工作机制为例，它的成员单位有 32 个部门，下设疫情防控、医疗救治、科研攻关、宣传、外事、后勤保障、前方工作等工作组，分工协作，形成各路抗疫力量的有效合作。中国各个地方都有相应的联防联控机制，统一指挥、统一协调、统一调度，这一切展现的是我们制度的综合协调能力。

总体战背后还有中国特色社会主义市场经济制度所创造的巨大的财力、物力、生产力，从电力、电信、粮油、航空运输等领域内的大型央企，到华为、阿里、腾讯、京东等大型民企，瞬间开始高效运作，战场需要什么，就生产什么，提供什么，我们总体战可以调动的财力、物力、生产力举世罕见。

最后是人民战争，这次战疫中，我们做到了最大限度地动员人民群众直接参与。权威信息通过微信直达基层，直达百姓，大家第一时间知道做什么、怎么做。人们纷纷取消旅行，取消家宴，佩戴口罩，停止聚集活动。从机场到火车站到街道社区，每个地方都有防控人员在战斗。西方国家的传染病发展状况往往是一旦出现社区感染，几乎就没有办法控制了，因为西方社会没有中国意义上的社区组织。在中国社会的最基层，我们的街道干部、基层民警、无数的志愿者筑成了社区防控的铜墙铁壁。感人的故事每天都在上演，背后是我们制度的组织动员能力。

这场战疫中的阻击战，总体战，人民战争，及支撑这些作战方法的制度安排，包括我们制度的迅速反应能力，领导指挥能力，综合协调能力，组织动员能力，以及可以统一调动的财力、物力、生产力，都完胜西方资本主义制度。特别令人高兴的是这次对中国制度优势的认知，主要源于普普通通的中国百姓，他们从中国抗疫模式的成功和西方抗疫模式的溃败中，庆幸自己生活在中国，生活在一个最尊重生命的国家，生活在一个经得起国际比较的伟大国家。当然，我们不能放松警惕，疫情还没有结束，我们还可能经历波折，我们要坚持抗疫直至最后胜利。

中国抗疫模式的特征还体现在它奉行的指导原则。疫情暴发伊始，习近平总书记和党中央就确定了四条指导原则："坚定信心、同舟共济、科学防治、精准施策"。现在看来这其中每一条都可以与西方抗疫模式进行比较。

我们讲"坚定信心"，而西方多数国家抗疫模式的最大特点就是缺乏信心。放弃抵抗者有之，"群体免疫"论有之，"甩锅"别人者有之。其中英国领导人率先抛出的"群体免疫"论，引起了轩然大波，集中体现了政府没有信心、不想作为的态度。英国首席科学顾问帕特里克·瓦朗斯（Sir Patrick Vallance）表示：约60％的英国人将感染新冠肺炎病毒，从而产生"群体免疫"。英国目前约有 6 600 万人口，根据这个预测，约 4 000 万人可能感染新冠肺炎病毒。世界卫生组织和许多专业人士都在第一时间指出这种理论不仅缺乏科学依据，而且有悖人类伦理。我们中国的法则是生命第一，而"群体免疫"国家的法则是优胜劣汰，淘汰有基础疾病的人和免疫力低下的人，包括老人。最后在各方强大的压力下，英国政府不得不放弃消极应对的态度，开始积极应对，但为时已晚，造成了巨大的生命损失，连首相鲍里斯·约翰逊也不幸染上了新冠肺炎病毒，还好痊愈了。

我们讲"同舟共济"，这是中国人骨子里的精神，也是中国人的伟大实践。西方所谓的民主社会，今天几乎都是深深分裂的社会，除了党争不断外，民众不相信政客，不相信政府，个人权利至上，整个社会当然正为此付出沉重的代价。西方社会恐怕最终有必要反思个人权利绝对化的问题，否则他们将无法有效应对未来社会各种安全危机的挑战。这次令很多美国人寒心的是：就在随疫情而来美股暴跌前夕的 2 月中旬，美国一些高级官员开了个秘密的圆桌会，一致认为疫情非常严重；然而他们却通过媒体向民众说，疫情不严重，大家不必担心，但转身就把自己持有的股票卖了。这样的国家要人民一起"同舟共济"，怎么可能做到呢？

我们讲"科学防治"，在中国执政理念中，科技是第一生产力，战胜疫病离不开科技支撑。中国通过临床医学、流行病学、病毒学的调查研究，确认新冠肺炎病毒具有极强的传染性，虽顶着西方国家的嘲笑谩骂，但仍坚持实行"应检尽检、应收尽收、应治尽治"，坚持"封城"，因为这一切都基于科学的判断。中国还制定出了一系列疫情防控的社会治理措施。这些举措互相配套，切实有效地防控了疫情的扩散和蔓延。此外，中国还通过各种手段进行线上线下的传染病防控宣传教育，显著增强了百姓的自我保护能力。才两个月，中国的科学诊疗方案已更新到第七版。相比之下，西方口无遮拦的政客太多，不负责任的专家太多，"无非是大一号的流感"，"口罩毫无用处"，"年轻人不用害怕"，"这是黄种人的病"等言论，回过头看简直都荒谬之极，科学精神荡然无存，祸害百姓无数。理性精神和科学精神的丧失，也就是中国人所说的实事求是精神的丧失，应该是西方今天最大的政治危机。

我们讲"精准施策"，中国的战疫有章法，既有大的原则，又有各种具体举措。大的原则如"外防输入，内防扩散"，现在随着抗疫局势好转，又调整为"外防输入，内防反弹"，八个字就把整个抗疫战略说清楚了。中国是一个超大型的国家，人口大约等于 100 个普通欧洲国家人口之和，内部差异极大，各地的疫情和防控形势都不一样。"精准施策"首先意味着要避免一刀切。针对各地的不同情况，我们分为高风险区、中风险区、低风险区，分别采用不同的应对方案。这种"精准施策"也意味着大家都知道怎么做。中国抗疫具体施策还包括对口支援、"一省包一市"、定点医院、分级诊治、方舱医院、"宁愿床等人，不要人等床"、健康码、普遍测温等很多内容，其中任何一项都可以是向世界讲述的中国故事。相比之下，西方抗疫模式显示出来的混乱施策几乎无处不在。比方说，美国疾病控制与预防中心（CDC）要求民众在公共场合应该戴口罩，但特朗普总统公开说：我不戴口罩。西方国家光是围绕口罩的各种政策混乱就几乎从未停止，更不要说其他政策了。世界卫生组织专家中国疫情考察之行感触最深的就是"中国每个人都知道自己该怎么做"。相比之下，许多西方领导人似乎都一直不知道如何应对。我们只要把美国总统特朗普从2020年1月到4月发表的言论排列一下，便可以看出他对整个抗疫是多么漫不经心与荒腔走板。

中国抗疫模式的相对成功在国际社会创造了一种巨大的存在感，给西方国家的政府带来了巨大的压力。坦率地说，过去没有中国抗疫模式，美国2009年应对H1N1流感病毒无力造成美国本土五分之一人口感染，一万多人死亡，全世界近29万人死亡，但那次事件就混过去了，反正美国资本控制的媒体几乎不报道，就不会掀起大的波澜。这次不一样了，社交媒体已经兴起，中国模式，首先在西方社交媒体上，得到许多网民的赞扬，给西方政府以巨大压力。

某种意义上，正是这一压力，促使许多西方政府不得不开始比较积极的应对。许多西方网民都在问：中国人能够十天建成一个医院，我们为什么不能也建一个，如果十天不行，二十天、三十天也可以呀。美国护士游行抗议没有防护用品时说：你们看中国护士穿的防护服，我们也需要呀。同样，当英国领导人宣布自己的应对办法是"群体免疫"计划，其实就是放任不管的社会达尔文主义，很多英国人马上说，你们看看中国人是如何做的。倒是《纽约时报》于 2020 年 3 月 13 日总算刊登了一篇自我反省的文章："中国为西方争取了时间，西方却把它白白浪费了"。[1]现在多数西方国家开始借鉴中国的许多做法了，但可能为时已晚。我们赞赏西方某些媒体的理性反思，但这种反思能否持续，我不那么乐观。

　　西方"政治正确"使然，一些国家和媒体不

---

[1] Ian Johnson, "China Bought the West Time. The West Squandered It", *The New York Times*, March 13, 2020.

愿意承认中国战疫模式的成功，只提韩国、新加坡、中国台湾地区等的防疫表现，其实中国除湖北以外的 30 个省市自治区的疫情防控表现总体相当好。根据学者王绍光的统计，截至 2020 年 5 月 2 日，不管是看确诊人数还是死亡人数，人口近 4 000 万的福建省（356/1）比人口近 2 400 万的台湾地区（429/6）表现好；人口 1 250 万的深圳市（423/3）比人口 745 万的香港特别行政区表现（1 039/4）好；人口 1 100 万的苏州市（87/0）比人口 565 万的新加坡（17 101/16）表现好；湖北的邻省（如河南、安徽、江西、湖南等）比韩国、日本、澳大利亚、新西兰表现好。[1]

　　总之，这次世界范围内的疫情防控，对各国的综合实力和治理体系都是一场大考，虽然考试

---

[1] 见王绍光：《深度不确定条件下的决策——以新冠肺炎疫情为例》，载《东方学刊》，2020 年夏季刊，第 6 页。

还没有结束，但多数人会同意，中国做得比较好。当然，我们不能骄傲自满，防控局势依然严峻。

此外，这次疫情还使我们明白，过去被国内"公知"吹得天花乱坠的西方世界，什么免费医疗、高福利、百姓自律、幸福指数，"连空气都是甜的"，结果一仗被打回原形。其实各个国家都有自己的长处和短处，本可以互学互鉴，中国也一直是这样做的，但国内的"公知"老喜欢扯中国的制度问题，这次抗疫再一次证明西方的制度问题更大，不改革将一路走衰，乃至彻底走下神坛。这个观点我讲了十几年，我也好多年不再使用"发达国家"这个概念了，除非不得不引用别人的观点。因为这个概念给了西方国家太多名不副实的影响力，"发达国家"不发达的情况比比皆是。我想这就是实事求是的精神，皇帝没有新装就是没有新装，道理没有那么复杂。

二、西方：跌下神坛

我们生活在信息时代，中国现在有最发达的信息手段，一部手机在手，随时随地可以获取和处理各种信息。与过去不同，这次抗疫过程中，我们普普通通的百姓，我们的留学生和海外华人，甚至老外，都在第一时间，通过视频和微信等方式，进行着中西方抗疫模式的全方位对比，其震撼效果前所未闻，大大增强了国人的自信心。可以说，在多数国人心中，特别是绝大多数中国年轻人心中，西方抗疫模式及其背后的制度安排今天已经完全走下了神坛，中国社会这种集体认知对于中国从容应对"百年未有之大变局"，应对美国可能对中国发动的各种挑衅具有里程碑的意义。这是中国人民的"心胜"，坦率地说，这是一种先进政治制度对落后政治制度的"心胜"——我们开始摆脱长期以来西方诸种价值观对国人的影响，开始解构西方的"道德优越感"，认识到了中国制度的优越性和中国价值的优越性。我相信疫情过后，西方也会有更多的有识之士认识到中国特色社会主义制度对于西方资本主义制度的许多优势，并更为深刻地反思资本主义制度的种种弊端。

关于西方的制度劣势和中国的制度优势，我们不妨给西方制度把把脉，诊断一下西方制度存在的深层次问题，用现在抗疫的语言，就是西方政治制度的"基础性疾病"。

今天西方政治制度最缺少的就是中国人提倡

的"实事求是"精神。尽管疫情蔓延，但西方政客可以时不时忽悠国民：我们的情况很好，新冠肺炎是反对党创造的新"骗局"。即使疫情来了，也就是一次"大号流感"，他们甚至还用限制检测这种鸵鸟政策，来制造一种虚假的安全感。后来灾难真来了，又陷入混乱和抓瞎。

西方制度，特别是美国的政治制度最大的问题之一是资本的力量过大，也就是中国人说的"重财轻义"。美国的医院几乎都是私立的，住一次医院就可以使许多人破产。美国人民要求全民医保已经100多年了，迄今还未实现，这怎么应对这次疫情？中国是免费治疗，应收尽收，"宁愿床等人，不要人等床"。许多美国人已开始呼吁美国认真学习中国抗疫的经验，这些经验是全人类的财富。

西方政治制度长于空谈，短于做事，用中国人的话说就是"空谈误国"。中国人以最大的牺牲为世界创造了宝贵的窗口期，疫情暴发后多少天过去了，美国连检测所需试剂的百分之一都没有准备好。著名医学杂志《柳叶刀》(*The Lancet*) 主编理查德·霍顿（Richard Horton）在英国 BBC 的节目上也指出，"中国传递的信息非常清晰，可是我们浪费了整个二月份，这简直就是一场国家丑闻"。美国的情况更是荒谬，美国疾控中心早在 1 月 15 日就发布了关于新冠肺炎的警告，1 月 25 日美方宣布关闭驻武汉领馆并撤出其人员，2 月 2 日美方对所有中国公民以及过去 14 天到过中国的外国人关闭边境。但之后的两个多月里，美国的疫情防控究竟做了什么，恐怕连中国的百分之一都没有，这样的国家怎会不陷入今天疫情中的这种溃败呢？

　　西方制度下的言论自由是极其有限的。我们可以看到，他们即便有十个吹哨人、发哨人也没用，只要敢违背资本的力量，就可以让整个机构及其专家统统闭嘴，没有副总统批准，谁也不准谈疫情。

美国的吹哨人包括早在1月就开始"吹哨"的女医生朱海伦（Helen Y. Chu），她在2月份还将自己的检测结果报告给美国的监管机构，却被下令封口，停止检测。后来美国罗斯福号航空母舰舰长克罗泽（Brett Crozier）上校，因舰上大量人员感染新冠肺炎病毒，向五角大楼公开吹哨，却被解职。

中方第一时间就邀请世界卫生组织专家组来武汉考察，与世界卫生组织各国的专家也保持着非常密切的沟通，但美国拒不邀请世界卫生组织专家组去美国考察，现在还对世界卫生组织"断供"，引起整个国际社会的愤怒。

面对疫情防控的频频失误，西方也有不少人开始了对西方制度弊病的反思，许多文章发表出来，例如德国《明星》(*Stern*)周刊 4 月 5 日载文说，这是一种最可怕的资本主义：美国在我们面前"崩溃"了。美国总统否认自己的任何责任，而美国各个州正在争夺呼吸机设备。德国政论刊物《西塞罗政治文化月刊》(*Cicero-Magazin für Politische Kultur*) 4 月 6 日载文说：西方国家不再是世界的榜样，有很多迹象表明，疫情危机可以被视为西方衰落的象征。英国《每日电讯报》(*The Daily Telegraph*)最近刊文说，疫情就像地震，有可能重塑全球秩序，那些自鸣得意的政府将被无情的选民撕成碎片，特别是尚未从雷曼危机中完全恢复元气的西方政治体制将遭受二次重创。[1]

其实，早在 2 月 27 日，澳大利亚资深媒体人

---

[1] 见梁燕等：《对比中国，西方反思治理缺陷》，载《环球时报》，4 月 17 日。

斯坦·格兰特（Stan Grant）就对西方媒体欢呼这场疫情是"中国的切尔诺贝利时刻"表示了担心，他说，如果到头来是中国共产党给我们大家都上了一课，那可怎么办？文章写道：在西方看来，中国不透明、多疑，这应当是中国的"切尔诺贝利时刻"，然而目前的这场危机会压垮北京吗？中国过去一而再，再而三地证明唱衰者是错误的。这场危机远未结束，但中国似乎控制住了疫情扩散，病例数稳定了。北京会告诉你什么才是中国成功的秘诀。[1]

我们不妨在这里回顾一下美国过去应对瘟疫的失败经历。以 2009 年 H1N1 流感病毒疫情为例，2009 年 3 月底，在美国加利福尼亚州和墨西哥暴发了 H1N1 流感。美国反应的速度应该说不

---

[1] Stan Grant, "Many think Coronavirus is China's 'Chernobyl moment', but the authoritarian regime could prove them wrong", www.abc.net. au, Feb. 27, 2020.

慢：4月15日美国发现第一例样本，4月18日美国就报告了世界卫生组织，4月21日开始研发疫苗，4月23日向公众披露，4月25日，也就是美国发现第一例样本后仅10天，世界卫生组织就宣布H1N1流感病毒疫情为"国际关注的突发公共卫生事件"，但这个宣布分为几级，级别逐步升高，到6月就升至最高等级6级。4月26日，美国政府也宣布全国范围内的公共卫生紧急情况，开始释放应对疫情的国家战略储备物资，但令人遗憾的是，总体上看，美国的防控举措没有产生多大的效果，未能阻止疫情的迅速蔓延。三个月后，世界卫生组织就不再要求各国报送确诊数量，只能是统计到多少算到多少。疫情暴发后六个月，时任美国总统奥巴马宣布美国进入"全国紧急状态"，但此时疫情传播已完全失控，直到第二年的春夏之交疫情才被遏制住。

最终，美国根本没有准确的疫情数据，美国疾病控制与预防中心只能通过模型推算美国的疫情状况：从 2009 年 4 月 12 日到 2010 年 4 月 10 日的一年内，美国估计发生了 6 080 万例感染，也就是美国人口的五分之一受到感染，27.4 万例住院治疗，12 469 例死亡。住院人群中，死亡率为 4.5%。如果要比较中国的情况，可以把这些病例数乘以 4，因为中国的人口是美国的 4 倍多，那就大约等于 2.5 亿人感染——也就是至少 10 个上海的人口，110 万人住院，5 万人死亡。此外，由于没有采取任何手段阻止国际传播，至 2012 年年底，H1N1 流感疫情已传染到全世界 214 个国家和地区，导致全球近 29 万人死亡。

美国应对 H1N1 流感失败的主要原因有如下几点：一是美国许多州的公共卫生资源无法应对这么大规模的疫情，而联邦政府没有领导力，特别是跨州协调能力严重不足；二是美国刚刚暴发了战后最严重的 2008 年金融危机，企业倒闭、公司裁员，政府根本没有财力来应对这样的突发疫情，美国疫苗公司的生产也远未达标；三是政府和媒体宣传致死率低，使许多民众放松了警惕；四是这个国家毫无国际责任感可言。

美国应对大型传染疾病的基本做法，用民间的说法就是：我发个警示，提供一些便利，然后就是你个人的责任了，你自己采取防护措施吧，该去医院就去医院，医生能不能救活你就看你自己的运气了，当然还要看你的财力，穷人是没有多少选择的。至于是否会蔓延到全球，那我是不管的。如果你对美国政府或者美国医院有任何不满，我是法治社会，你可以打官司，当然胜诉的可能性几乎为零，昂贵的律师费是要你自己掏的。

我在 2020 年 2 月 24 日播出的《这就是中国》

节目中提了这么一个问题："如果美国不能从自己应对 H1N1 流感疫情的失败中吸取教训，真不知道美国遇到一场致死率更高的传染性疾病，或者更大的自然灾害，将以怎样的结局收场。"看来这次也是不幸言中，哪怕美国从 2 月 24 日起开始认真进行防控，美国的疫情也不会落到今天这种惨状。当然美国人不像中国人，中国人听到别人的批评会立刻反思自己是否做错了，美国政府连自己专家的呼吁都置若罔闻。不久前，《纽约时报》刊发了一个长篇报道，主题为"特朗普为何忽视警告、一错再错"[1]，其中提道："2 月最后一周，政府的公共卫生团队已经清楚意识到，必须关闭病毒热点地区的学校和企业。2 月 25 日，就在特朗普登上'空军一号'从印度返回美国时，

---

[1] Eric Lipton, "He Could Have Seen What Was Coming: Behind Trump's Failure on the Virus", www.nytimes.com, April 11, 2020.

国家免疫和呼吸道疾病中心主任南希·梅索尼耶（Nancy Messonnier）博士向公众发出了他们一致认为有必要的直率警告。但在飞回美国的 18 个小时行程中，特朗普眼看着梅索尼耶的警告导致股市崩盘，这让他怒火中烧。在 2 月和 3 月初，美国的感染数量开始激增，但特朗普政府并未采取行动大规模订购口罩和其他防护设备，以及呼吸机这样的关键医疗器材。在一场公共卫生灾难中，特朗普却重拾自己惯用的政治策略，浪费了宝贵的时间，让新冠病毒得以在全国悄悄地蔓延。"

我在那天的节目中还提及了一位名叫迈克尔·鲍尔（Michael Power）的南非战略分析家的观点。他在英国《金融时报》上发表了一篇文章，题为《政府还能做得更好吗？》[1]，这位分析家

---

[1] Micheal Power, "Letter: Would another government have done better than China's?", www.ft.com, February 14, 2020.

对西方指责中国的抗疫举措感到义愤。他说，请
大家不要忘记 40 年前，以美国科学家吉姆·柯伦
（Jim Curran）博士为首的团队首次在旧金山发现
了艾滋病毒，1981 年 6 月他就发文提醒大家注意
这个致命的传染病。随后 1983 年法国病毒学家首
次在世界上分离出艾滋病病毒。但当时美国的里
根政府对此毫不在乎，公开称这种传染病为"同
性恋瘟疫"，此时美国已有 800 多人死于艾滋病。
一直到 1985 年 9 月 17 日，当时艾滋病已经在美
国造成了 12 000 人死亡，里根总统才第一次使用
了"艾滋病"这个词。鲍尔说，你能想象中国领
导人在新冠肺炎疫情暴发四年后才开始使用"冠
状病毒"这个词吗？中国领导人不到一个月就使
用这个词了。他感叹如果美国政府能够从一开始
就重视艾滋病的防控，人类所蒙受的灾难就会大
大减轻。众所周知，截至 2018 年，全世界累计有

7 490多万人感染了艾滋病毒，其中3 200万人已经永远离开了这个世界。

比较中国与美国，双方抗疫模式的差别，实际上就是两种政治制度的差别。美国所谓的民主制度说到底就是一种程序民主而已，只要政府做的不违反程序，政府就算完成任务了，大不了下次选举换个政府，新政府上来后还是这样做，多数人没辙，整个国家的制度设计就是这样的。中国的政治制度是实质民主导向的，中国的党政体制对整个民族的命运负责，对中华文明的延续负责，用经济学话语来形容，更像是"无限责任"政治。中国的党政体制有人民的生命高于一切的政治理念，有强大的领导指挥能力、迅速反应能力、综合协调能力、组织动员能力。

当然，美国有一个本事，就是资本力量控制的美国主流媒体，长于设置议题，转移视线，大事化小，小事化无，最终受到损害的是普通百姓，富人是不大会有危险的。当然，这次新冠肺炎疫情规模太大，美国的死亡人数太高，美国政治也陷入了更大规模的"极化"与内斗。此外，中国抗疫模式的成功给许多西方国家的政府带来了巨大的压力，他们往往恼羞成怒。西方一些领导人和右翼政客开始"甩锅"中国，"甩锅"世界卫生组织，"甩锅"反对党，以转移公众对政府抗疫溃败的关注，但这是徒劳的，最终只会加速西方制度的整体塌陷。

曾成功预测苏联崩溃的挪威学者约翰·加尔通（Johan Galtung）2009 年做过一个关于美帝国将于 2020 年崩溃的预测，他提出了一个颇有见地的概念，叫作"魔力"（the Magic），即帝国对世界的统治靠的是"魔力"。[1] 所谓"魔力"就是一

---

[1] Johan Galtung, *The Fall of the US Empire-And Then What?*, TRANSCEND University Press, 2009, p.3.

整套迷惑人的光环，如美国是山巅之国，肩负文明开化使命，美国的制度和文化具有无比的优越性。一旦这种"魔力"消失殆尽，帝国就会走下神坛直至崩溃。美国是否会在2020年崩溃是另一回事，但2020年的抗疫溃败无疑是美国模式乃至整个西方模式"魔力"消失的关键年。西方国家的皇帝新装不再，"魔力"光环不再，这将是这次疫情给整个世界带来的最大变化之一。

三、中国"心胜"

　　这次中国的成功抗疫过程中最打动人的地方，是无数普普通通中国人身上体现出来的诸多品质，这些品质体现了中国人所信奉的许多宝贵价值，这些价值不仅是中国的，也是全人类的，它们应该成为具有普遍意义的人类价值。这些价值的提炼可以极大地增强中国人民的文化自信，甚至形成一种对西方价值的压倒优势，形成一种价值观上的"心胜"。

　　这次战疫过程中，我们提出的"人民的生命

高于一切"，它可以成为一种普遍价值。通过中西方抗疫模式的对比，我们发现，原来天天高喊人权和"普世价值"的那些西方国家，居然没有中国人人都懂的"人命关天"的理念，居然不认同"人民的生命高于一切"的价值。我们不惜成本地抢救每一个生命，与西方国家经济利益优先，罔顾人性的"群体免疫"和放弃救治老人，形成了鲜明的对比。无数中国人这次切切实实地感受到生活在这个最尊重生命的国度是多么的幸运。对于整个世界来说，还有比这更好的人权教育吗？连生命权都不尊重的国家居然有资格给中国人上人权课？坦率地说，这使中国民众获得了一种久违的"价值优越感"，使中国自信达到了一种新的境界。

这次战疫过程中，中国人民展示出来的众志成城的团结精神感动了无数中国人和外国人。我们再一次发现一旦国难当头，中国人"众志成城，共赴国难"的价值观早已内化在我们血液中。相比之下，在其他多数国家，特别是西方国家，无论是欧盟成员国之间，还是美国各个州之间，我们看不到强大的团结精神，各国、各地区更多的是自顾不暇、各奔东西的利己主义。这种团结精神也带给了我们一种"价值优越感"。

这次战疫过程中，中国人展示出来的责任心，中国人对家人、对他人、对社会、对国家、对世界都有绝大多数西方人难以企及的责任感。在西方社会，不要说十几亿人，哪怕你要让一个小区的人宅在家里或者戴上口罩，都很不容易，因为个人权利至上的文化深入骨髓。与此相对照，中国人崇尚自由与自律的统一，权利与责任的统一，这种重视责任的价值观既是中国传统文化的延续，也是一种真正的现代精神。中国人尊重他人，尊重生命，尊重科学。相比之下，个人自由和个人权利绝对化的西方国家，这次为他们的价值观承受了巨大的生命损失。经历这次劫难后，希望西方有识之士能反省西方文化中许多极端化的倾向。因为从中国人的视角看，个人权利至上的文化将无法适应未来社会的挑战。

在这次战疫过程中，人类命运共同体作为一种价值观，也在中国得到了很好的体现，某种意义上这是中国人"责任价值观"在国际交往中的体现，这与西方国家，特别是美国现任领导人只想"甩锅"——"甩锅"中国，"甩锅"世界卫生组织，"甩锅"媒体，"甩锅"各州州长——形成了鲜明的对照。过去我们说"构建人类命运共同体"，指的是我们要有一种自觉的努力，大家一起推动人类命运共同体的建立；但这次疫情袭来，我们突然发现"人类命运共同体"，或者至少"命运共同体"已经是一种客观的存在，成为人们认知中的共识。这将成为我们未来"构建人类命运共同体"的宝贵基础。

这次战疫过程中，"以人民为中心的现代性"在中国也得到了充分的体现，可以说，中国人从"以人民为中心"的理念出发，拥抱新工业革命，拥抱信息文明，某种意义上正在重新界定现代性。这次战疫进程中，5G 网络、AI 算法、基因技术，以及中国的整体信息化水平等都发挥了特别重要的作用。在这全球最大规模的"宅生活""宅工作"中，中国人的体验完胜西方人。这背后反映的是中国这些年社会生活基础设施整体信息化水平领先世界，中国是世界上唯一做到"一部手机，全部搞定"的国家，也是世界上产业链最完整的国家和世界最大的消费市场。"以人民为中心"源于中国传统的民本思想和中

国特色社会主义制度的本质特征。与西方把许多
高新技术，特别是互联网技术政治化的做法截然
不同，"以人民为中心"使新技术发展在中国获
得了世界最大、最广、最深的应用市场，使人民
拥有巨大的获得感，使企业获得无限商机。我们
是从绝大多数人民的利益出发，以信息文明的眼
光来看待信息文明，而不是像许多西方国家那样
以工业文明的眼光来看待信息文明。我们认为信
息文明是不可阻挡的历史大潮，我们需要顺势而
为，趋利避害，在发展的过程中解决可能会出现
的各种问题，让以信息文明为代表的新工业革命
最大限度地服务于人民。

中国已经与世界融为一体，要真正讲好中国
故事，我们不能满足于各种分散的中国元素，如
功夫、旗袍、绿茶、茉莉花，等等，而是要重视
整体的、深层次的、精神层面的、具有普遍意义

的东西，也就是我们崇尚的价值观。上述这些在中国战疫过程中体现出来的中国价值，弥足珍贵，这些价值背后都有历久弥新的中华文化基因及其强大的现代意义，对于整个人类精神文明都是宝贵的思想资源。

"人民的生命高于一切""众志成城，共赴国难""责任价值观""人类命运共同体""以人民为中心的现代性"，中国人的这些价值观，有利于我们摆脱长期以来西方诸种价值观对国人的影响，有利于解构西方的"道德优越感"，形成我们自己的道德"心胜"，使我们不只是平视西方价值观，某种意义上还可以俯视西方价值观。这不是傲慢，而是实事求是，我们发自内心地认为中国人的这些价值观比西方崇尚的许多价值观更具人性，更加符合人类的整体利益，它们既是中国的，也是世界的，它们带着中华文明的基因，属于整个人类。

这五种价值的英文也许可以表述为 Life, Unity, Responsibility, One human community, People-centered modernity。我们的中国叙事应该进入理念层次，我们的文化和精神作品要文以载道，这些中国价值观及其对于人类的普遍意义，可以打动我们自己，也可以打动世界上多数人民，成为中华文明对人类文明的特殊贡献。当然，体现这些价值的文化和精神产品一定要有品位，有温度，有国际视野，唯有这样才能达到最佳效果。

这次战疫过程中，我们的这些价值观总体展现为一种中国精神，这种精神与我们的人民战争、总体战、阻击战和高新科技融合在了一起，使我们取得了战疫进程的决定性胜利。

比方说，我们打响的阻击战：一批又一批医护人员从中国各地第一时间奔向武汉，这是一种"共赴国难，冲上去"的中国精神；我们十天就建成了1 000个床位的火神山医院，这是全世界第一家全面使用5G网络的高科技医院，而整个施工与设备安装都是24小时连番作业，保质量，抢时间，背后同样是"共赴国难，冲上去"的中国精神。

我们打响的总体战：上上下下数十个部门日日夜夜的协调作战，展现了"一方有难，八方支援""万众一心，共赴国难"的团结精神。大数据技术无疑是这次总体战的神助攻。通过大数据，电脑可以随时展示全国各地春节人口的迁徙图，不仅是迁徙的群体轨迹，也包括个人的移动轨迹，而且交通、电信、地图等信息自动汇合。这一切为总体战的指挥和协调提供了科学依据。

我们打响的人民战争：毛泽东主席说，战争的伟力之最深厚的根源，存在于民众之中；习近平总书记说，把人民群众的生命安全和身体健康放在第一位。这次战疫做到了最大限度地动员人民的直接参与,人人为我,我为人人;而各种硬核科技使人民的直接参与成为可能。信息通信技术使我们的权威信息能够通过微信直达每一个个人;微信和支付宝等网络平台都上线了"医疗健康"等诸多服务,其中包括疫情的实时动态、免费义诊、各省市医疗救治的定点医院、发热门诊的信息等。

世界卫生组织这次肯定中国的抗疫经验创造了世界抗疫的新标杆,这本身也隐含了对中国价值观的肯定。如果没有这些价值观,就不会有中国创造的这种新标杆。我们甚至可以说,中国今天正在以某种形式重新界定现代性。现代性过去一直是西方的专利和特权,但随着中国抗疫模式得到越来越多的国际肯定,这意味着新的现代性开始涌现:一个21世纪的现代国家,其政治制度就是需要具备迅速反应能力，领导指挥能力，综合协调能力，社会动员能力，否则其国民就无法享受真正的自由和人权；其信奉的价值就应该是"人民的生命高于一切"，是精诚团结、自由与自律的平衡，是人类命运共同体，是"以人民为中心的现代性"等，否则就难以被看作是一个真正的现代国家。

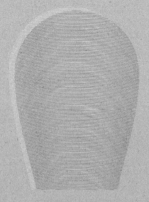

第二章
中国力量与命运共同体

一、我们是命运共同体

这次战疫中，世界卫生组织走进了国人的视野，世界卫生组织总干事谭德塞（Tedros Adhanom Ghebreyesus）和他的专家团队，正直、专业、公道，具有人类情怀。疫情刚暴发，谭德塞就来中国做实地调研，他感叹：我一生中从未见过这样的动员。他高度肯定了中国最高领导人的抉择，高度肯定了中国方案、中国速度、中国制度安排。2月12日，世界卫生组织在日内瓦召开执委会会议，一名欧洲记者问谭德塞：你为什么多次赞扬中国，是不是中国方面对你提出了这样的要求？他是这样回答的：我们不需要取悦于任何人，公开赞赏一些国家好的做法有两个目的，一是鼓励这些国家继续坚持正确的政策，二是带动其他国家借鉴、学习他们的做法。谭德塞还指出，在这个大厅里，在这次执委会会议上，几乎所有的国家都对中国表示赞赏。中国采取了大规模的措施应对疫情，包括武汉"封城"阻止疫情向其他省市、其他国家传播。我们赞赏中国这个行动，中国的举措为各国防疫工作"设立了新标杆"。

谭德塞总干事还多次指出，中国把99%的病例都控制在中国境内，为世界各国防控疫情创造了宝贵的窗口期，他准确地预测这个窗口期为一个多月。2月下旬，世界卫生组织又告诉世界，中国创造的这个窗口期正在缩小，各国必须立即行动起来，否则后患无穷。可惜由于种种原因，这些呼吁在绝大多数西方国家未得到重视，西方很多"冷战"偏执狂还幸灾乐祸：瞧，我们多民主，我们多自由，歌照唱，舞照跳，万人马拉松照跑，你们中国没有人权，你们搞"集中营"。现在看来这些偏执狂是多么傲慢和愚蠢。

世界卫生组织访华专家组组长布鲁斯·艾尔沃德（Bruce Alyward）向世界介绍了中国的应对方法，认为这是世界上"唯一已被证实的确有效的方法"。西方媒体总是反问：中国的做法不是"侵犯"人权吗？民主国家怎么能学习"专制"政权的做法？艾尔沃德告诉他们：你们认为中国人是出于对政府的恐惧才配合防控措施的，中国政府就好像是个会喷火、吞食婴儿的恶魔，但我和许多普普通通的中国人交流过——在旅馆里，在火车上，在街头，他们都有这么一种强烈的信念：我们必须帮助武汉。他们像应对战争一样动员起来。他们相信自己是站在了第一线，相信自己的行动是在保卫中国其他地区乃至整个世界。针对 BBC 记者问中国战疫的做法是否"侵犯"人权这个问题，艾尔沃德回答说，"不是，这是伟大的人道主义"。他多次谈到，他亲眼看到了中国人身上表现出来一种巨大的责任感，要保护自己的家庭、自己的社区、自己的国家，要保护人类，"这让人动容"。他还说："中国的人道主义精神，这些人辛勤的工作，他们非常愿意分享，他们为自己的工作骄傲，他们谦虚不傲慢，他们有责任心。我之前也说过，那些和我们一起工作的中国人让我钦佩，也很受鼓舞。"

总体上看，世卫组织的这些官员和专家，头脑敏锐，摆事实、讲道理，不回避任何尖锐问题，讲话简明扼要，关键时刻能够一剑封喉。更重要的是他们拥有一种真正的人类情怀，他们关注普通人的参与，他们讲话能够直击人心。他们还有一个特点：

很有国际观，谙熟西方媒体的套路，他们所发表的关于中国的观点，始终有很强的针对性。比方说，在总结中国经验的时候，艾尔沃德不求四平八稳、面面俱到，而是一语中的，认为中国经验的核心是"速度、资金、想象力和政治勇气"。他批评的实际上就是西方的抗疫模式：没有速度、缺少资金、缺乏想象力和政治勇气。他们在推介中国经验时展示了一种"人类情怀"和"我们是命运共同体"的思想境界，这一切都是值得我们学习和借鉴的。

看着谭德塞和艾尔沃德坦然应对这些西方记者，我想起了当年蒋介石政权对关于中国红色根据地的任何正面报道的封锁，他们把中国共产党人描绘成"青面獠牙的恶魔"。但一位正直的美国记者埃德加·斯诺（Edgar Snow）实地走访了红色根据地，于1937年发表了一本震撼世界的著作《西行漫记》（*Red Star Over China*），戳穿了蒋介石的谎言。今天谭德塞、艾尔沃德坚持讲真话，讲专业的话，讲具有人类情怀的话，这与西方媒体乃至西方社会广泛存在的对中国的傲慢与偏见形成了鲜明的对照。许多西方人也通过世卫组织的客观介绍而进一步了解乃至敬佩中国，这种认识可能比过去任何时候都深刻，因为它是通过他们自己的生命体验感悟出来的。我甚至觉得一些西方媒体的调门与过去相比也有了一些改变，当这些媒体人自己感受到生命威胁时，他们中有一部分人似乎开始悟出了一点儿我们中国人几乎人人都懂的道理：人是要呼吸的，人命是关天的，病毒是不分敌友的，西方制度是有很多问题的，中国模式的很多方面是西方模式望尘莫及的。

印度圣雄甘地曾这样说，整个人类属于一个不可分裂和不可分割的家庭。伟大的科学家爱因斯坦说过："只要我们全面考查一下我们的生活和工作，我们就马上看到，几乎我们全部的行动和愿望都同别人的存在密切联系在一起。"[1]加拿大学者麦克卢汉（Marshall Mcluhan）提出"地球村"（global village）的思想，与人类命运共同体思想有共通之处。在撒哈拉以南的非洲也有与人类命运共同体思想相似的"乌班图"（Ubuntu）思想——源于非洲谚语"umuntungumun tungabantu"，大意为："我存在，因为我们存在。"——强调人与人之间的联系和人性的宽容，这些都可以成为我们构建人类命运共同体的思想来源。

从历史的经验来看，西方每次经历劫难后，总会有一些智者对西方文化进行反思。一个世纪前的 1920 年，当时西方世界刚刚经历了惨痛的第一次世界大战，英国哲学家罗素到中国来访，他

---

[1]见许良英、李宝恒、赵中立、范岱年编译：《爱因斯坦文集》，第三卷，商务印书馆，2017 年，第 51 页。

对西方文化崇尚暴力的传统进行了深刻反省，对
中国崇尚和平的传统给予了高度赞扬。但当时中
国许多知识界人士由于国家被西方列强一次又一
次打败，丧失了必要的文化自信。罗素则富有远
见地指出，终有一天，当中国人拥有足够自卫能
力之际，中国人崇尚和平的文化将造福整个世界。
我个人认为，这很大程度上就是中国今天的情况。
中国通过自己数十年的不懈奋斗，经济上发展起
来了，获得了充分的自卫能力，但中国不侵略他
国，当然也不允许他国侵略中国。在此基础上，
我们在全世界推动和平与发展，包括共商、共建、
共享的"一带一路"倡议。疫情暴发后，我们又
提出了"打造人类卫生健康共同体"，这可以成为
走向"人类命运共同体"的一个重要步骤。

中国抗疫模式体现了构建"人类命运共同体"
的实际行动，这和美国那种美国优先、极端自私、

以邻为壑、我赢你输的模式截然不同。从短期来看，中国模式意味着中国一国承担更多的责任和代价，但中国人相信"天下为公"，相信"得道多助，失道寡助"。中国推动的这种对整个人类负责的抗疫模式必将赢得更多的朋友与更广泛的共同利益。就像1997年亚洲金融危机暴发后，许多国家都竞相贬值货币，转嫁危机，而中国坚持了大国担当，保持了人民币汇率的稳定，最终赢得了更多的朋友与更广泛的共同利益。俄罗斯政治学者谢尔盖·马尔科夫（Dergei Markov）如是说："从中国的表现可以看出，这是一个真正伟大的国家——它独自承受了打击，保护了全人类。中国证明了自己有资格成为超级大国，并将以此身份走出疫情，从而大幅度提升自己的软实力。"[1]

---

[1]《俄罗斯专家：疫情过后中国将变得更强大——中俄资讯网莫斯科编发》，见中俄资讯网，2020年2月7日。

二、战疫：中国科技

　　随着新冠疫情在世界多点暴发，从澳大利亚、加拿大、法国到美国等西方国家都出现了日常生活用品的抢购潮，米、面、瓶装水、手纸、消毒剂以及冷藏柜里的东西几乎被抢购一空。美国的开市客（Costco）趁势推出"末日套餐"，最长可供四口一家吃一年，都是罐头食品，也瞬间销售一空。美国很多年长者说，一生中从未见过这样的抢购。美国一些地区的枪支弹药销售也在飙升。美国众议院议长佩洛西（Nancy Pelosi）曾公开宣称发生在中国香港的示威游行是"一道美丽的风景线"，那么，现在是她推崇备至的"美丽的风景线"将至，还是西方的"至暗时刻"要来临，我们会看到的。

相比之下，疫情在中国暴发后，社会处惊不乱，市场稳定，虽然一些地方偶尔出现过口罩抢购，出现过有些滑稽的双黄连抢购，但很快就都过去了，几乎没有发生日常生活物资的抢购。如此长的时间内，十几亿人多数时间"宅"在家里，但基本生活需要得到了充分保证，只要一部手机在手，生活物资应有尽有，物流配送没有中断，虽配送时间比疫情暴发前慢了些，但比国外平时的速度还是快很多，这是了不起的成就。此外，这次长假中，网络视频、网络课程、网络诊疗、网络游戏等都大放异彩。当然，"宅"的时间长了，牢骚不少，有时还火冒三丈，但后来画风突变：中国风景独好，外国风景独特，中国成了世界上最安全的国度。欧美飞往中国的机票价格飙升了至少十倍，仍一票难求。两个月的时间里，中国人上了一场惊心动魄的制度自信公开课，规模之大，感触之深，可能对每个中国人来说都是终生难忘的。中国社会主义模式并非十全十美，还有许多可以改进的地方，但在国际比较中还是明显胜出。

党中央的战略定力、国家强大的综合实力、百姓的拳拳爱国心，凡此种种，使中国社会临危不乱。除此之外，过去这些年，中国高新技术的跨越式发展几乎重塑了中国社会运行的基础设施。移动互联网、大数据和人工智能等在中国社会运用的广度、深度和厚度，都远超西方国家。中国真正经历了一场互联网革命。互联网技术是西方发明的，但从一开始，西方就把互联网政治化，以信息自由和言论自由的名义，在世界各地推动

"颜色革命",结果搬起石头砸自己的脚:"阿拉伯之春"变成"阿拉伯之冬",很多欧洲国家陷入难民危机,民粹主义大潮席卷美国等主要西方国家。相比之下,中国互联网和高新科技的指导思想是"以人民为中心",习近平总书记明确要求互联网必须"为老百姓提供用得上、用得起、用得好的信息服务",要让中国人民"在共享互联网发展成果上有更多获得感"。光是"用得上、用得起、用得好"这三个词就会引来多少西方人的羡慕?中国这种民本主义导向的互联网乃至整个科技发展的大思路,给人民日常生活带来了巨大的便利,给企业带来了无限的商机,也使中国迈入了第四次工业革命的"第一方阵"。

在这次战疫过程中,中国的医学科研队伍展示了雄厚的实力,他们在短时间内就确定了新冠肺炎病毒的全基因组序列,并分离得到病毒毒株,而且及时与全球共享，得到了国外医学界同行的高度评价，为国际社会共同战胜这个疾病作出了宝贵贡献。他们还采取多条技术路线并行推进疫苗研发，现已取得积极成效。

在这次战疫中，中国整体信息化的水平得到了充分体现。17年前"非典"暴发的时候，中国主要还是靠电视传播信息；今天，互联网已成为信息发布的主渠道：人们通过查询手机、浏览网站，各种权威信息发布乃至推送到了每个人手中，这让疫情相关的信息变得十分透明。只要比较一下中国疫情相关信息发布的质量和美国疫情信息发布的混乱，两个国家的疫情防控水平，包括信息化水平，高下立判。

这次疫情防控中，5G网络、AI算法、无人机、机器人等都发挥了重要的作用。比方说，5G云端智能机器人帮助医护人员执行导诊、消毒、清洁和送药等工作；5G 热力成像测温系统在人流出入多的地方得到广泛应用；疫情暴发后，各大云计算厂商率先宣布向科研和医疗机构免费开放 AI 算力，通过 AI 算法，原本数小时的疑似病例基因分析缩短至半小时，这为后续疫苗与药物研发打下了坚实基础。

这次战疫中有很多中国式幽默，反映了中国基层工作者的无限创意，经常让"宅"在家里的大家忍俊不禁，比方说，网上流传着的那条"无人机喊话村民老太太戴口罩"的视频，再比如说，被网友称为"硬核"宣传语的无人机喊话："各位居民朋友，请大家严守规矩。我们这里没有雷神山，没有火神山，也没有钟南山，只有抬上山。"

远程办公、在线教育、在线短视频和长视频、网游等在这次"长假"中大放异彩。《这就是中国》节目，40 多期"吸粉"无数，广受欢迎。我

2月23日晚上第一次通过"腾讯会议"软件与央视新闻做了一小时的连线直播，和听众讨论中国战疫模式等话题，没想到竟有7 772万人在线上观看，这个人数基本等于英国与荷兰人口之和。其间，一位来自武汉的中学生告诉我，我10年前写的《中国震撼》一书给了他们很大的鼓舞。在封城的武汉，这么多孩子还在刻苦读书，令我十分感动。

中国人是非常重视教育的民族。我记得2008年汶川地震，一位英国记者看到映秀村死去孩子留下的作业本，上面是抄写得密密麻麻、工工整整的方块字，他感慨说，中国一个边远村庄孩子的作业，可以使所有英国的同龄孩子感到惭愧。远程课堂教学，这次被广泛运用，学生"宅"在家里继续上课。在国内大家可能感觉不到，但如果拍一个中国孩子在家中上课的视频，我估计可以感动很多老外，他们就会知道为什么中国人这么有竞争力，为什么中国科技这么有竞争力。不过这次也闹出许多笑话，我记得有个新闻说安徽一名小学一年级的孩子，调错了频道，上了一节高二的化学课，他抱怨一点儿也听不懂，但还是萌萌地用各种符号做了"笔记"。在线教育有一个不断完善的过程，但这次超大规模的应用必将为这个领域开拓广阔的前景。

此外，基于大数据的个性化信息服务这次也大显身手。现在绝大多数中国人都有一个健康码，绿、黄、红三种颜色，极大地方便了疫情防控；手机上的"确诊患者同乘查询"小程序，方便了第一时间发现确诊病例的密切接触者；基层社区的微信小程序，提供了点对点的社区服务。这一切西方国家都做不到，除了信息化水平的差距之外，西方文化中个人权利至上的价值观也是一个原因。但愿经过这次疫情的生死考验，西方有更多的人能够借鉴中国文化中权利与责任平衡的朴素智慧，否则我认为西方社会在未来将越来越无法应对大规模突发性公共危机。《人类简史：从动物到上帝》的作者尤瓦尔·赫拉利（Yuval Noah Harari）不久前也坦承：在21世纪，如果要人们在隐私和健康之间做一个选择的话，多数人会选择健康。[1]

这次战疫过程中各种硬核科技得到广泛应用，背后是新中国科技事业的跨越式发展。我曾经讲过，今天世界上只有中国和美国处于第四次工业革命的"第一方阵"。回望中国科技事业一路走来，披荆斩棘，真不容易。1949年新中国成立，毛泽东主席就提议成立了中国科学院。1956年1月，党中央发出了"向科学进军"的伟大号召。毛主席指

[1] Yuval Noah Harari, "The World after Coronavirus", www.ft.com, Mar. 20, 2020.

出："我国人民应该有一个远大的规划，要在几十年内，努力改变我国在经济上和科学文化上的落后状况，迅速达到世界上的先进水平。"[1]中央随后制定了我国《十二年科学技术发展规划》，将无线电、自动化、半导体和电子计算技术列为四大重点，不久又启动了"两弹一星"计划。1956年2月1日，毛泽东主席设晚宴招待全国政协委员，他审看了宴会来宾名单，用红铅笔把钱学森的名字从第37桌勾到了第1桌，他和钱学森聊了很多。毛主席后来还对钱学森说：要独立自主，自力更生，敢于走前人没有走过的道路。总之，中华人民共和国的前30年为我国确立独立的科技体系打下了基础。

邓小平同志也高度重视科技事业。他率先提出了"科学技术是第一生产力"的命题。20世纪90

---

[1]《社会主义革命的目的是解放生产力》，见《毛泽东文集》，第七卷，人民出版社，1999年，第2页。

年代，我还身在欧洲，有一次参加中国驻日内瓦联合国办事处举行的国庆招待会，碰到了美籍华裔物理学家丁肇中先生，他对我回忆了一段邓小平同志的往事。那还是1977年，邓小平问他，能不能派100个中国物理学者到你那里去学习和工作？丁肇中说，我整个实验室才30来个人，邓小平说，"那我就派10个"。丁肇中当时的实验室在德国，中德之间还没有这种交流机制，丁肇中说他要问德国政府能否接受中国科学家来访。邓小平说，"你今天就打电话问，明天告诉我"。这就是邓小平同志的风格，雷厉风行。这也反映了邓小平同志期望培养一流科技人才的迫切心情。后来丁肇中在位于日内瓦的欧洲核子中心工作了很多年，每年都有不少中国物理学者到他的实验室工作。邓小平同志1992年在深圳等地视察的时候说："我要感谢科技工作者为国家作出的贡献和争得的荣誉。大家要记住那个年代，钱学森、李四光、钱三强那一批老科学家，在那么困难的条件下，把两弹一星和好多高科技搞起来。"谈到高新技术时，他说"越高越好，越新越好。……不只我们高兴，人民高兴，国家高兴"。[1] 如果他仍然健在，看到今天的深圳已经成为第四次工业革命的创新中心，看到一个华为公司就可以让美国总统宣布紧急状态，看到中国高新技术跨越式发展给中国人民的生活带来如此之多的便利，他会多么高兴。

习近平总书记主政以来明确提出中国科技要赶超世界先进水平。2016 年，他在视察中国科技大学时强调：创新居于五大新发展理念之首。要依靠创新，把中国的产业提升到中高端。我国的经济体量到了现在这个块头，科技创新完全依赖

---

[1]《在武昌、深圳、珠海、上海等地的谈话要点》，见《邓小平文选》，第三卷，人民出版社，1993 年，第 378 页。

国外是不可持续的。我们毫不动摇坚持开放战略，但必须在开放中推进自主创新。[1]他提出"要采取'非对称'赶超战略，发挥自己的优势……在关键领域、卡脖子的地方要下大功夫"。[2]这次疫情暴发后，他又指出"最终战胜疫情，关键要靠科技"，提出要统筹推进"疫情防控第一线"与"科研和物资生产"这"两条战线"。[3]全国科技战线也迅速行动起来，确定临床救治方案的优化和药物筛选、疫苗研发、检测技术和产品、病毒病原学和流行病学研究、动物模型构建等五大主攻方向，争分夺秒，短时间内已经取得了积极进展。

---

[1]《习近平考察中国科技大学》，见人民网，2016年4月27日。

[2]习近平：《听取科技部汇报时的讲话》（2013年8月21日），见中共中央文献研究室编：《习近平关于科技创新论述摘编》，中央文献出版社，2016年，第41页。

[3]《习近平：最终战胜疫情，关键要靠科技》，载《人民日报（海外版）》，2020年3月3日第01版。

　　这使我想起了美国国会 3 月 11 日举行的疫情听证会上，一位美国众议员对美国总统领导疫情防控能力的质疑。他问美国国家传染病研究所所长安东尼·福奇（Anthony Fauci），特朗普总统曾说过这样的话：没人比我更懂疫情，没人比我更懂医学，你们知道，我的亲叔叔约翰·特朗普（John G. Trump）是麻省理工的著名教授，我们家族是有遗传基因的。这位众议员说，总统讲这番话的时候你本人在场，作为科学家，你为什么不告诉他，这是什么逻辑？这是荒谬的，能相信这样的人来领导美国的疫情防控吗？另一位众议员干脆说：特朗普对股市的重视程度高于对美国人生命的重视程度。

　　大家是否注意到，世界卫生组织反复指出，中国抗疫经验是世界上"唯一已被证实的确有效的方法"。很有意思，这次西方国家开始讲国情了：因为他们的国情与中国不同，他们无法采用中国的做法。现在的情况是很多专家甚至普通民众建议他们的政府学习中国，但主流媒体和政府出来说我们国情不同。2019 年 10 月我在法国也碰到这样的情况。大家知道，这些年巴黎的治安每况愈下，即使住在巴黎市中心，晚上出去散步也要十分当心。不少巴黎市民建议学习中国，加强城市治安的电子监控，一些单位也派人到中国学习考察，但法国的《费加罗报》（*Le Figaro*）发表了一篇文章，称绝不能学习中国模式，说那是违反人权。我和法国学者讨论了这个问题，我说：第一，你社会治安这么差，这本身就侵犯了多少人的人权；第二，至于电子监控，英国伦敦十年前就是世界第一了，经历了许多恐怖主义袭击，最讲究保护隐私的英国人也认可电子监控了；第三，在哲学层面，我认为你们不应该用工业文明的眼光来看待信息文明，那是要铸成大错的。中国人对新技术革命的态度比你们要开放得多，我们力求以信息文明的眼光来看待信息文明。我们认为信息文明是不可阻挡的历史大潮，我们需要顺势而为，趋利避害，在发展的过程中解决可能会出现的各种问题。无论是技术问题、伦理问题、隐私保护问题还是法律问题，我们认为只要大家努力，这些问题最终都有办法解决。

现在疫情已经在世界多点暴发，西方世界可能会陷入金融危机和经济衰退，西方模式和制度可能会走下神坛。我相信，这是历史大转折的时刻，只要我们目光远大，脚踏实地，齐心协力，把握战机，该出手时一定出手，实现中华民族伟大复兴的目标将得到更好的实现，构建人类命运共同体的全球共识也会更加强烈，而中国模式和中国科技的伟大力量，一定能在这个进程中发挥重要的作用。

三、战疫：中国经济

　　回望 2020 年的战疫，真是惊心动魄，也有点眼花缭乱。"惊心动魄"，是因为如果没有党中央及时作出战疫的决定和一系列断然举措，那可能出现的是三个"武汉危机"、五个"武汉危机"，疫情的后果将不堪设想。现在中央整体战略已经奏效，局势明显好转，中国经济保卫战的大幕已徐徐拉开。"眼花缭乱"，是目不暇接的各种变化：开始还对中国疫情幸灾乐祸的美国，特别是美国的那些"冷战"偏执狂，突然发现自己国家也疫情大暴发，有分析家认为美国 2019 年秋天发生的已导致 2 600 万人感染、1.4 万人死亡的流感，可能有比"流感"更多的原因。同样，当国内一些人还在议论"吹哨人"的作用时，却发现日本疫情的"吹哨人"感染科专家岩田健太郎教授突然沉默不语了，而日本风格的"防疫"引来了许多日本国民的担忧。与此同时，意大利、西班牙、法国、英国、德国等国家都暴发了严重疫情。世界卫生组织原来担心的是穷国无法应对这样的疫情，现在看来比较富裕的国家也难以应对，这些国家的政府没有动员力，社会没有凝聚力，私立医院不愿收病人——担心其他病人不敢来，医院会破产。中国对病人全都免费治疗，多数外国政府既没有这个决心，也没有这个财力。现在看来，经受了严峻考验的中国和中国社会主义模式，不仅成了国际防疫的"新标杆"，也成为世界很多人的向往。随着时间的推移，这一点可能会越来越凸显。在世界充满不确定的时候，中国和中国模式提供了确定性，这是关键所在。

谈到"眼花缭乱"，还要提一提央视 24 小时直播武汉火神山医院的建设。全世界 6 000 万人在线"监工"，包括排水、消防、供配电、照明、通风、空调、5G 通信、医用气体工程、净化工程、市政配套、污水处理等全部在内，十天内完工。老外看得瞠目结舌，美国脱口秀节目主持人惊叹不已：十天？我们美国一个项目从父亲的时候开始，到他抱孙子的时候还没有完成。

令人"眼花缭乱"的还有中国整个战疫局势的变化。不久前还是严防死守，处处设卡，没多久就画风突变，"防人"变成"抢人"——复工复产的"抢人"。甚至有人说，现在中国可以分为两个区域，"防人"的和"抢人"的。打响"抢人"第一枪的应该是浙江和广东。杭州市包下三列高铁，让来自贵州、河南、四川三地的上千名复工人员免费返杭。义乌派出大巴前往云南、贵州、安徽等地，接回企业复工人员。除政府外，一些企业也加入了包机接员工返岗的大军。南航、东航、厦航等多家航空公司相继推出了复工定制包机服务。

　　中国抗疫战局变化的背后是中国模式的一些特点。我常说，中国模式并非十全十美，还有不断完善的巨大空间，但就现在这个水平也经得起国际比较。比方说，中国模式的特点之一是"有为政府"。我们特有的党政体制解决了中国传统社会长期存在的"一盘散沙"问题，也解决了诺贝尔经济学奖得主缪尔达尔（Karl Myrdal）所描述的发展中国家的"软政府"困境，它发挥的主导作用在这次战疫中比比皆是。

　　复工复产也是如此。中国经济发展一直有三

个引擎，中央政府、各级地方政府和各类企业。其中地方政府的作用更是非常独特的，这很大程度上是因为中国超大型的国家规模，大致等于100个普通欧洲国家人口之和。我们常说"一方有难，八方支援"，但世界上绝大多数国家只有"一方"，没有"八方"。此外，地方政府之间的良性竞争也一直是中国经济和社会充满活力的主要原因之一。这次疫情防控过程中，各地政府的表现，中央看在眼里，老百姓看在心里，大家心里都有杆秤。这次复工复产做得最快、最好的，如浙江和广东，也是中国最早对疫情启动一级响应的省份。

　　还有就是中国模式的最大特点，即"实事求是"理念。中国的迅速崛起主要靠这个理念，违背这四个字，我们就遭受挫折，遵循这四个字，我们就走向胜利。这次疫情突发之际，党中央坚持实事求是精神，及时纠正地方政府的错误，果断地决定"封城"，同时打响"武汉保卫战"，全国各地启动一级响应，没有这样的举措，就不可能有今天整体局面的改观。接着中央又本着同样的精神，不失时机地提出按风险级别，有序推动复工复产：在低风险地区，要外防输入，全面恢复生产、生活秩序；在中风险地区，要依据防控形势有序复工复产；在高风险地区，要继续集中精力抓好疫情防控工作。无疑，今天，既要做好疫情防控，又要打好经济保卫战，这对地方政府又是一场新的大考，我相信在中国模式下，优秀的地方政府和一批优秀的地方干部会脱颖而出。

对于中国这次由于疫情而造成的"经济停摆"，国际上各种评论都有。但总体上是两种，一种是多数专业机构和人士的观点，他们普遍认为中国经济极具韧性，政策空间多于其他国家，疫情对中国经济的影响非常大，但是属于经济活动的推迟，而不是脱轨（delay but not derail）。事实证明，中国是率先走出疫情的最大经济体，但中国经济的外部环境在恶化中，我们要有长期应对外部形势变化的准备。

另一种是唱衰中国的偏执狂，包括希望与中国经济脱钩的声音，他们又在鼓噪"中国崩溃论"。但随着疫情在欧美国家大规模暴发，这种论调的附和者越来越少。中国疫情暴发初期，美国商务部部长罗斯（Wilbur L. Ross, Jr）就认为，这可能有助于美国企业迁回美国。当时诺贝尔经济学奖获得者保罗·克鲁格曼（Paul R. Krugmann）就批评了罗斯：这场疫情对美国经济没有任何好处，即便它不夺走你的生命，它也可能夺走你的工作。他说，2003 年"非典"暴发之时，中国的制造业产值只占全球的 8%，今天则占全球的四分之一。如果中国的制造业受到打击，美国将深受其害。所以他认为罗斯的观点是"愚蠢的"。[1]

其实，今天的世界经济早已是密切联系的一个整体，一损俱损，一荣俱荣。美国《财富》（*Fortune Magazine*）杂志不久前刊文感叹今天"几乎所有重要的消费电子产品"都依赖中国。中国 iPhone 工厂复工延迟的报道使苹果市值跌掉270亿美元。特斯拉在上海的工厂暂时停工，特斯拉股价也伴随上海生产线复工的消息跌宕起伏。湖北是全球汽车零配件供应的关键区域，疫情使全球汽车产业掀起了一场停产危机，从日产到韩国现代公司都因中国供应的零部件短缺而受重创。德国现在近三分之一企业遇到供货的问题。连美国的药品供应现在也出现了危机：美国使用的抗生素大部分来自中国，胰岛素、抗抑郁药、血液

---

[1] Paul Krugman, "No, Team Trump, the Coronavirus Isn't Good for America", *The New York Times*, Jan. 30, 2020.

稀释剂等都直接或间接依赖中国供应链。《金融时报》认为：除非中国恢复生产，否则许多国际药企的供应将很快耗尽。[1]

美国一些势力企图借这次疫情使美国经济与中国脱钩，这谈何容易。中国过去数十年的开放是一种嵌入世界经济体系的开放，中国早已是全球制造业产业链的关键环节。虽然过去几年也有跨国公司生产线迁出中国，但大都是像制鞋、成衣生产这样的短产业链的生产线。像中国这样具有世界最完整产业链的经济体，全球难觅，更何况中国事实上还是世界最大的消费市场。我认为总体上看，中国在全球产业链中的关键地位是难以撼动的；我也认为中国一定能够打好正在展开的经济保卫战。

---

[1] Stephanie Findlay, "Drugmaker braced for coronavirus disruption to China supplies", *Financial Times*, Feb. 12, 2020.

　　不久前，有传闻说美国政府准备出资让美国企业回流，后来证明是不实传言；又有传闻日本政府也想这样做。于是我们一些学者忧心忡忡，担心世界留给中国供应链的时间还有多少。我倒是觉得，这次突如其来的中国"经济停摆"，反倒进一步加深了外部世界对中国在世界供应链中所处关键地位无法撼动的认知。从这次疫情来看，即使那些已经迁出中国的短产业链生产线，一旦缺少中国原材料和中国管理人才，往往也无法正常生产。我想外部世界通过比较，反而会更加清楚地看到，像中国这样具有世界最完整、最复杂供应链的经济体，是独一无二的。

　　中国供应链的深度和广度是举世无双的。这次疫情使很多人发现：没有中国，奢侈品商店几乎空无一人，许多酒店门可罗雀；没有中国，顾客无法买到新款的 iPhone 手机；没有中国，许多国家的车企纷纷推迟生产甚至暂停生产；没有中国，澳洲的龙虾卖不掉了，日本人爱吃的拉面变味了，因为没有了中国大蒜；没有中国，美国人发现抗生素都要断供了，顺便说一句，你抗生素都是中国提供的，你还要打什么贸易战？正如英国牛津经济研究院（Oxford Economics）全球经济学家本·梅（Ben May）所坦率承认的："很明显，中国在世界经济中已成为一个更具主导地位的参与者。其实，在过去十年里，中国一直是全球经济的最后一根救命稻草。"[1]我们千万不要看低自己。

我们不排斥一些国家有感于过分依赖中国产业链，会力求把一部分企业迁回国内或者迁往世

---

[1] 见中国社会科学院宏观经济运行与政策模拟实验室编：《经济走势跟踪》，2020年第8期（2020年2月7日发布），"新冠肺炎疫情对全球经济造成冲击"。

界其他地区，某种意义上这是可以理解的，但这样做的代价是很大的。产业链深度和广度的培育需要天时、地利、人和，需要时间、资金、人才、市场等各种条件。中国是集四次工业革命为一体的经济，中国每年培养的工程师数量超过美国、德国和日本之和，中国劳动力的综合素质也是一般国家难以比拟的。更何况中国还是世界最大的消费市场和投资市场，中国现在还在加大吸引外资的力度，这一切又形成一种聚集效应和拉力效应。

疫情将如何影响中国的经济？从短期来看，影响相当大，特别是服务业。春节长假本来是服务业的黄金季，餐饮、旅游、交通、电影院线等都受到这次疫情的重大影响。比方说，2019年大年初一，中国票房高达14亿，而2020年只有2019年同期的千分之一。对于许多企业，2020年春天确实是艰难时刻。但要努力挺住，疫情之后，中国经济和市场一定会有反弹。2003年"非典"也经历了这个过程，但这次情况更为复杂，反弹还需更多的时间，但马云那句话没有错：今天很残酷，明天更残酷，后天很美好，但世界上多数人到明天晚上就放弃了。从宏观大局来看，中国经济的特点总是东方不亮西方亮，北方不亮南方亮，最后全国都会亮起来。

此外，中国人在危机中永远能看到机遇，把坏事变成好事，中国经济会形成新的增长点，这次疫情之后，估计分级诊疗、远程诊疗、远程办公、远程课堂、智慧城市、健康医疗、公共卫生体系建设、中医药、生物制药、健身养身、文化消费等都可能成为新的增长点。

一般谈经济时，多会从投资、消费、出口三驾马车切入，或者从国家的财政政策和货币政策切入。这些都有道理，但我想换一个视角，从中国领导人对经济发展的大思路出发，谈一些自己的看法。

2020年1月，我在瑞士达沃斯和日内瓦开会时，至少有两个场合，西方学者和企业家要我谈谈习近平的经济思想。我说，从我个人的理解来看，习近平的经济思想主要是三点：一是以人民为中心；二是质量、质量、质量；三是拥抱新技术革命。我认为这三点也深刻影响着正在展开的中国经济保卫战。

首先，以人民为中心，也就是以人民整体和长远的利益为依归，从人民群众最关心的问题入手，覆盖人生命的全周期，增强人民扎扎实实的获得感。西方学者问我这和西方国家的发展理念有什么差别，我说，今天西方国家更多是"以选票为中心"，而不是"以人民为中心"。我举了美国的例子，美国总统大选的投票率一般为55%，也就是 100 个有资格的选民，只有 55 个人投票。这意味着什么？这意味着你只要确保赢得 55 个参选人中间的 51%，你就稳操胜券了，这还不到 30 票，这实际是少数人的民主。我举了一个具体的例子：2019 年美国政府对中国和欧洲国家同时开征钢铝税。从我们的研判看，这对美国人民的整体利益是弊大于利，因为钢铝是中间产品，许多上下游企业都要使用它，对钢铝征税，美国受益者与受损者的比率大约为 1∶4，即有一个人受益的话，就有四个人要受损，但这不妨碍美国总统坚持征税，因为他需要的是关键少数的票。坦率地说，只要他票仓（即所谓的"铁锈地带"）的关键少数群体能够受益，投他的票，这就够了，非关键的地区和非关键群体对他是无所谓的。这在中国是不可思议的，我们讲"以人民为中心"，指的就是服务于绝大多数中国人民的利益。

　　这次疫情之后，在"以人民为中心"的理念指导下，我想公共卫生、医疗医药、生态建设等都会成为我们工作的重中之重。以公共卫生体系建设为例，我们有很多事情可以做，有很多短板需要补。中国有2 800多个县，400多个地市、州，这些年这些地区的经济建设和城市建设都有很大发展，但医疗体系还不健全，设备还不到位，医护人员不足的现象还广泛存在。对于这些领域的建设，我们认为可以考虑通过建立"国家发展战略投资基金"来推动，这也是复旦大学中国研究院经济学者们的一贯主张：这样的基金可以由央行、财政提供初始资本，引领社会资本参与，进行专业化运营。这种针对国家公共卫生体系建设的长期战略性投资，不仅能够直接服务于最广大的人民群众，而且能够产生长期的、巨大的、可持续的经济效益和社会效益。我们还可以发行人民币国债，推动人民币国际化，与部分国家交换以减持美元国债。

第二是质量、质量、质量，也就是从追求经济发展的数量转移到追求经济发展的质量。这些年一直讲的"供给侧结构性改革"，很大程度上就是为了满足人民消费升级产生的各种需求。这次战疫中，很多人都体验了网上预约、分级诊疗、网上诊疗，许多病人的诊疗体验得到了提升，这些领域孕育着提升品质、扩大服务的大量机遇；我们这些年一直大力推动的生态文明建设，一定会得到更多的重视。此外，这次长假中，网游、在线教育、远程办公、在线短视频和长视频、在线零售、物流快递等，估计会继续强势增长。当然，最终是大浪淘沙，唯有品质好的产品和业态才能胜出。再有，这次疫情使房地产业受到重创，但我个人觉得这次十几亿人超长的"宅生活"，会使大家对住所品质感触良多，估计整个社会对改善型住房的需求会大增。我们一般把房地产归类为传统产业，但我想一旦房地产能和新材料、新科技、新设计、新物业服务、新居住理念等相联系，谁说这个传统产业不能焕发出新的生机呢？

第三是拥抱新技术革命。我们这些年一直在推动经济结构调整，让新技术革命引领制造业和服务业，中国今天已经走在世界新技术革命的前沿。我们不久前录制《这就是中国》，同时连线纽约和武汉方舱医院，武汉方舱医院的 Wi-Fi 信号比纽约好很多，就是一个证明。这次战疫中，人工智能、大数据、云技术得到了广泛应用。以上海为例，这个城市实施不久的政务服务"一网通办"以及城市运行"一网统管"，在战疫中发挥了重要的作用。"一网通办"指的是足不出户就可以办理各种证件等，国内许多地方都在推广，大家已经比较熟悉了；"一网统管"也是很厉害的东西，它把整个城市的交通、治安、环保、急救、生产、市场等过去分散在不同部门的数据，集聚到一个平台下共联、共享，在这次疫情中，为精准防控、精准推动复工复产作出了贡献。可以预期，中国"智慧城市"会迎来跨越式的发展。"智慧"可以涵盖一切：智慧行政、智慧医院、智慧交通、智慧物流、智慧住宅、智慧物业、智慧餐饮，等等。总之，只要我们用心去做，这次疫情一定可以坏事变好事，用习近平总书记的话说，就是"要变压力为动力、善于化危为机……把我国发展的巨大潜力和强大动能充分释放出来"，使中国的新技术革命和整个经济社会发展都更上一层楼。

四、"亚洲世纪"

　　1990 年，北京举行了盛大的亚运会，一首由刘欢和韦唯演唱的《亚洲雄风》火遍整个中国，至今还能勾起大家的许多回忆："我们亚洲，山是高昂的头；我们亚洲，河像热血流……我们亚洲，物产也富有，我们亚洲，人民最勤劳……四海会宾客，五洲交朋友，亚洲风四起，亚洲雄风震天吼。"这次新冠疫情在武汉暴发后，亚洲邻国都在第一时间向中国表达了慰问和支持，比如缅甸送来了 200 吨大米，蒙古送来了三万只羊。

　　韩国总统文在寅说"中国的困难就是我们的困难"。韩国政府、企业和民间人士纷纷向中国捐款、捐物。韩国最高的摩天大楼乐天世界塔为中国点亮，打出了"武汉加油"的字幕。日本从首相到议员到许多普普通通的民众，都向中国表达了同情和支持，派包机运来大批医药、口罩和防护用品。日本支援湖北的物资上面还有"山川异域，风月同天""岂曰无衣，与子同裳"等诗句，一下子感动了很多国人。说起渊源，那是在盛唐时，日本遣人来中国学习佛法，日本皇族的重要人物长屋王赠给中国千件袈裟，边缘都绣着一首偈诗，其中有"山川异域　风月同天"的句子，后来它又被刻在鉴真和尚的墓碑上，写成"山川异域　风月一天"。可见中日文化交流源远流长，在文化的深层情感上两个民族有很多相通的东西。这也使我们想起了中日交往历史上许多美好的回忆：鉴真和尚、藤野先生、西园寺公一、村山富市、松山芭蕾舞团，等等。

当然，这次有一个插曲。我们的一些"公知"大赞日本人能够引用这么多如此典雅的诗句，而中国人只会说"武汉加油！"，于是，他们认为中国人今天的文化水准低得无地自容了，但后来发现这些诗句几乎都是在日本的中国人提议写上的。没办法，我们国内还是有那么一些人跪得太久了，站不起来，估计还会继续跪下去。其实"山川异域，风月同天""岂曰无衣，与子同裳"和"武汉加油！"都是美好的语言，传达了人们的真实感受，这样的语言一定是美丽的。正如后来又出现了我们感谢日本帮助的"投我以木桃，报之以琼瑶"，我们感谢韩国帮助的"道不远人、人无异国"……中、日、韩三国在疫情中的相互帮助变成了一场温馨的诗歌秀，可见我们三国具有相同的文化渊源。最终，我想我们应该推动构建一个中、日、韩文化共同体。

就在中国疫情防控取得显著进展的时候，韩国和日本的疫情状况开始恶化，十分令人揪心。中国政府和人民也在第一时间向他们表示了同情和支持：中、日、韩将守望相助，共克时艰。中国会力所能及地全力提供帮助，待中国企业全部复产，中国强大的制造业一定能够为日韩两国提供更多的医护和其他用品。我记得世界卫生组织的专家多次提到，在应对新冠肺炎疫情方面，中国是世界上掌握最多知识和经验的国家。这次抗疫过程中，韩国和日本也借鉴了中国的一些经验。韩国把大邱和庆北两地划为特别管控区，采取超强"封锁措施"力阻疫情蔓延，并开始建设类似武汉的方舱医院。日本北海道"80后"知事铃木直道，冒着违法的风险，在日本率先下令中小学停课，他引用中国成语"请自隗始"，提醒政府官员从自身开始，带头做好防控工作，日本政府也随即宣布了一系列防控措施。

疫情中的相互帮助，是中、日、韩密切关系的体现，这种密切关系也反映在三国人民的民间往来上。2019年，外国赴韩游客1 750万，其中中国游客占了三分之一，日本游客占了五分之一。过去十多年，大量的中国人、韩国人和日本人在彼此的国家里学习、工作、生活。韩国和日本留学生一直是中国最大的外国留学生群体，反之也一样，中国留学生也是这两个国家最大的留学生群体。中、日、韩之间的特殊历史渊源、文化纽带、地理接近等因素无疑是促成这种大规模人文交流的重要因素。

此外，中、日、韩经济联系日益密切，这是三个国家不断走近的最大动力。三国经济正在走向深度融合，甚至可以说，一种事实上的中、日、韩经济共同体几乎呼之欲出，三方的经济关系已是一荣俱荣，一损俱损。这次疫情造成的供应链危机凸显了这一点。日本在全世界投资的企业约七万家，其中一半在中国。在疫情的冲击下，日产、丰田、本田的在华企业都受到了影响。韩国现代汽车因中国供应的零部件短缺而关停了生产线。日产汽车由于零配件供应短缺，一家工厂计划暂停生产。日本无印良品暂停在武汉和其他城市的111家店铺的营业。日本与韩国许多以中国游客为主的中小旅行社面临破产的境地，中国游客在日本与韩国属于各国游客中最具消费意愿的群体，这次疫情重创了中、日、韩三国的旅游业。

其实，中日之间、中韩之间、日韩之间都有不少过去遗留下来的问题，一方处理不当就会引起相互关系的某种紧张。坦率地说，美国一直不愿意看到中、日、韩经济一体化，经常从中作梗，日本和韩国国内也都有敌视中国的反华势力，但主张中、日、韩友好合作的人在各自国家还是占多数。这一切给中、日、韩合作带来了某种复杂性。中国民间甚至有这样的调侃，中、韩友好靠日本，中、日友好靠韩国。比方说，中、韩共同抗议日本文部省修订历史教科书，中、韩关系因此而走近；同样，韩国一些人老喜欢申遗，从端午节到筷子、粽子都要申请，不少中国网友就发言，说日本很少挑战中国古人的发明权。

其实中、日、韩民族都有强烈的民族自豪感，我记得我在日内瓦大学读博士的时候，班里有一个韩国同学，一个日本同学，一谈到敏感问题，两个人就争得面红耳赤，这也是我第一次切身感受到日、韩这两个民族的积怨是如此之深。最后，经常是我站出来给他们调停。应该讲，中国人还是有大局观的：历史不能忘记，更不能篡改，但我们也要向前看，把共同利益做大，共同利益大了之后，今天看来难以解决的一些问题，未来会有更好的解决办法。

最近又有一个说法，叫中、日、韩友好要靠美国。为什么？2016年特朗普当选后，推动美国优先。他刚当选时，日本领导人就飞往华盛顿与他会晤，但他不怎么给面子，对日本产品强行征税，绝不含糊。2019年又提出要日本支付80亿美元的"保护费"，日本无法接受。前一段时间，日、韩经贸摩擦加剧，相继将对方踢出出口白名单。韩国威胁要中止与日本共享军事情报。美国一面好像在调停，一面却狮子大开口，向韩国索要50亿美元"保护费"，这可比一年前高五倍呀，韩国也拒绝了。日、韩两国可能现在都有这样的感觉：美国不那么靠得住，老是敲诈勒索，老是

"敲竹杠"。

在这种大背景下，2019年下半年开始，日、韩关系开始走向缓和，中、日、韩关系也骤然升温。2019年8月，中、日、韩举行了外长会议，通过了"中日韩+X"的合作模式。2019年12月，中、日、韩三国领导人在成都会晤，还在杜甫草堂种下一棵桂花树。安倍首相说，考虑到成都曾是《三国演义》中有名的蜀国都城，"（日、中、韩）三国并非三国时代的魏、吴、蜀"，他们之间不是"相争关系"，他希望三国"携手共筑'新的三国时代'"。这番话可圈可点。

坦率地说，我个人认为，过去中、日、韩经济一体化一直磕磕碰碰，是受到美国因素的制约。现在美国国力相对衰落，日、韩都有摆脱美国控制的迹象，于是中、日、韩整合，包括三国自贸区谈判，也出现了转机。虽然美国还会继续作梗，但现在看来，减少中、日、韩之间的内耗，做大三国之间的共同利益，还是很有希望的。这次共同抗疫也是三方加深合作的新机遇，三国可以共同努力，守望相助，包括建立协同防控疫情的合作机制。

过去十来年，全世界都在谈论"亚洲世纪"，现在这个"亚洲世纪"的图像越来越清晰。从经济规模来看，2000 年的时候，亚洲经济总量还不到全球的 1/3，而预计到 2020 年，这个比重有望超过 50%。[1] 今天中、日、韩的 GDP 总和已达 20 万亿美元，占全球的 24%，占亚洲经济总量的约七成。

"亚洲世纪"的主要推动者是"中日韩 + 东盟十国"，也就是有名的"10+3"机制。"10+3"机

---

[1] 据 2020 年 5 月 8 日博鳌亚洲论坛发布的《亚洲经济展望与一体化进程 2020 报告》预测，按购买力平价计算，亚洲经济总量将在 2020 年达世界经济总量的 50.2%。

制也是推动"区域全面经济伙伴关系"（RCEP）
的最大动力。如果 RCEP 能够按原计划于 2020
年签署的话，它将成为世界最大的自贸区，成为
"亚洲世纪"的名片。2019 年麦肯锡全球研究院
（MGI）发布了关于亚洲未来的报告《亚洲——未
来已至》，概述了亚洲发展的几个趋势：

　　一是越来越多的亚洲公司跻身世界最大的企业
之列。在 2018 年《财富》全球 500 强排名中，营
收位居全球前 500 名的大型企业中有 210 家是亚洲
企业。

　　二是亚洲国家生产的商品更多在本地区销售，
而不是向西方出口。这也意味着亚洲国家可以生
产越来越复杂的产品，它们对外国中间品和最终
产品的依赖程度在走低。

　　三是整个亚洲的贸易联系和经济合作正在加
深。如今，52% 的亚洲贸易为区域内贸易，这一

比例比北美高出很多。换言之，企业建立起来日益自给自足的区域供应链，服务于亚洲市场。

四是创新科技的蓬勃发展。亚洲拥有全球互联网用户的一半（22亿），仅中国和印度就占1/3。中国、日本、韩国和新加坡位居世界数字化程度最高的国家之列。中国的数字经济以惊人的速度发展，创新中心也开始得到确立。截至2019年4月，在全球331家独角兽企业中，亚洲拥有119家，超过1/3。亚洲的独角兽企业不仅在全球占比很大，而且成长的速度也远远高于西方。

报告认为，这些趋势表明，亚洲的崛起不是周期性的，不是暂时的，而是结构性的，世界经济的重心真正发生了转变，在这个意义上，可以说"亚洲世纪"已经到来。我也相信，中国抗击疫情的成功，中、日、韩经济一体化的推进等，都将进一步推动亚洲在世界经济中的主导地位。

当然这个过程不会是一帆风顺的，来自内部的反对力量，特别是疫情后一些国家的民粹主义和逆全球化思潮可能上升，来自外部力量的干预也可能增多。我们只是希望中、日、韩三国和其他亚洲国家能够抓住历史性的机遇，把"亚洲世纪"推到一个新的水平，这符合亚洲各国的共同利益，也符合整个世界多数人民的利益。

五、历史大视角

人类历史上发生过很多瘟疫，一些大的瘟疫及其产生的影响，往往会改变人类历史进程。我们都知道，欧洲 14 世纪中叶曾暴发过黑死病，黑死病也就是中国人所说的鼠疫。一般认为，当年蒙古军队打到今天乌克兰这一带，把瘟疫带进了欧洲，后来又经商人传到意大利，于 1347 年在意大利西西里群岛暴发，随后蔓延到整个欧洲。不久前，钟南山院士说，新冠疫情在中国暴发，但"不一定发源在中国"。其实，这种情况历史上常有：欧洲黑死病的发源地不是欧洲，1918 年的西班牙流感的发源地也不是西班牙。

意大利 14 世纪的大作家薄伽丘写过一本名著，叫《十日谈》，他本人亲历了黑死病给他的城市佛罗伦萨带来灭顶之灾。佛罗伦萨 80% 的居民在这场瘟疫中死亡，薄伽丘是幸存者。他写到，街上行人走着走着就突然倒地死亡，死者皮肤上都是黑斑，城市瞬间变成人间地狱。这场瘟疫肆虐了十多年，仅 1347—1353 年，就造成至少 2 500 万欧洲人死亡，占当时欧洲总人口的三分之一。瘟疫之后是饥荒，是盗贼四起。当时，许多欧洲人都把犹太人和吉卜赛人当作替罪羊，指责他们传播瘟疫，结果又是一浪高过一浪的种族主义迫害浪潮，无数犹太人和吉卜赛人被活活烧死。这场瘟疫对后来欧洲的历史进程产生了深远影响，它重创了当时占主导地位的天主教会的统治，使很多人不再相信宗教虚构出来的天堂，这为欧洲走出漫长的中世纪作了精神上的准备。同时，它也为后来西方盛行的种族主义、种族灭绝等行为埋下了伏笔。

这使我想到了欧洲国家对美洲的殖民及天花的肆虐。对于印第安人来说，这是灭顶之灾。印第安人曾创造过灿烂的文明：位于今天墨西哥的太阳金字塔，位于今天秘鲁的纳斯卡荒原巨画，位于今天危地马拉的玛雅古城蒂卡尔等，都有一种历史久远的神秘莫测，也有一种文明惨遭摧毁的悲怆凄凉。哥伦布发现美洲大陆是1492年，之后一个多世纪，印第安人的主要文明，如玛雅文明、印加文明、阿兹特克文明等，被欧洲殖民者摧毁殆尽。来自欧洲的殖民者，起初想让印第安人皈依基督教，成为奴仆，但未成功，之后就大开杀戒，而欧洲人带来的天花等瘟疫又成为他们征服印第安人的超级帮手。天花等瘟疫在欧洲存在了上千年，欧洲人获得了不同程度的免疫力，但印第安人对这些瘟疫毫无免疫力，很快就被殖民者的枪炮加天花彻底击垮。有许多资料记载了当时殖民者故意向印第安人传播天花的行为：一些殖民者主动把天花病人沾染过的枕头、毯子等作为礼物送给印第安人，造成瘟疫的迅速蔓延。殖民者却幸灾乐祸，认为这是上帝对异教徒的惩罚。从 1492 年开始的三百年间，西班牙殖民者的屠杀和天花的肆虐灭绝了 2 500 万印第安人。15 世纪时，现在美国境内的区域中大约有 100 万印第安人，但到 19 世纪末，仅剩下 25 万人。

美国加州大学洛杉矶分校的迈克尔·曼（Michael Mann）教授在他的名著《民主的阴暗面：解释种族清洗》中指出，美国国父杰斐逊一般被看作代表了启蒙运动的理性，但他公开主张对印第安人的种族灭绝；比杰斐逊晚 100 年的美国总统西奥多·罗斯福也公开说灭绝印第安人是"终极意义上有益的，也是不可避免的"（ultimately beneficial as it was inevitable）。曼教授认为当年希特勒德国所推动的种族灭绝只是延续美国历史上对印第安人的做法。

澳大利亚前总理陆克文发表了一个演讲，他强烈谴责这次新冠疫情过程中，美国和西方出现的种族歧视和仇恨犯罪。陆克文是西方领导人中为数不多对西方历史上迫害土著民族进行公开道歉的政治人物。陆克文能说流利的中文，中国文化的熏陶也可能是他对这类问题有更为深刻的认知的原因之一。

这次抗击新冠疫情过程中，大家经常提到一个世纪前发生的西班牙大流感。这一流感实际上源于美国堪萨斯州的一个军营。从 1918 年 3 月开始，仅半年就席卷全球，西班牙有 800 万人被感染，包括国王，这大概是西班牙流感这个名称的来历。这场流感世界范围内的感染人数超过 5 亿，约占当时世界人口的 30%，造成的死亡人数估计在 4 000 万左右，这是第一次世界大战死亡人数的两倍多。这场大流感某种意义上提前结束了第一次世界大战，因为交战各国都没有兵力开往前线作战了，所以西班牙流感也改变了欧洲历史的进程。

中国历史上也经历过许多瘟疫，民间甚至有这样的说法："十年一大疫，三年一小疫。"中国最近两千多年的历史中，有史可查的瘟疫有 320 多场。[1]比方说，中国人熟知的东汉末年、三国初期的赤壁大战，背后也是一场大瘟疫。我们都知道曹操军队在赤壁吃了败仗，但史学家考证下

[1] 根据中国中医研究院主编的《中国疫病史鉴》(中医古籍出版社，2003 年)，从西汉到清末，中国至少发生过 321 次大型瘟疫。

来迫使曹军败走的关键原因是"瘟疫"。至于华容道捉放曹这样的故事，则属于文学家的创作了。中医药也伴随着与疫情的搏斗而发展，中国东汉的名医张仲景直接参与治疗患者，写下了传世医学名著《伤寒杂病论》，被后人尊称为"医圣"。

明朝末年，中国北方暴发多次天花、鼠疫。1633 年鼠疫暴发，从山西蔓延到北京，1644 年春，鼠疫在北京达到流行的高峰，造成当时北京 20%—30% 的人口死亡。就在此时，李闯王的大军攻陷了这座原本防卫森严的帝都。然而李自成称帝不久，瘟疫就传染了他的军队，结果军队战斗力锐减，惨败于多尔衮和吴三桂的联军，北京城头一个半月内就换了两次大王旗。过去谈李自成政权在如此短的时间内覆灭是因为堕落，但这些年，鼠疫这个凶悍杀手被学者揭示了出来。回望东汉末年的瘟疫和明末清初的瘟疫，它们都导致了朝代的改换，在这个意义上，也可以说它们改变了中国历史的发展轨迹。

这里还要提及 1910—1911 年间在我国东北地区暴发的鼠疫。当时清廷风雨飘摇，但还是启用了马来西亚归侨伍连德担任东三省防鼠疫全权总医官，主持东北的疫情防控。伍连德力排众议，通过解剖尸体找到了病因，果断推动大规模隔离，在山海关设卡，限制和阻断通往京津的铁路交通。这场疫情造成六万人死亡，但防控措施的施行还是避免了更大的灾难，伍连德被公认为中国防疫先驱。历史证明，中国人民永远不会忘记那些为战胜瘟疫作出特殊贡献的人，从张仲景到伍连德，再到今天的钟南山等一大批战疫功臣。

人类历史上的传染病肆虐也反映在许多美术作品中，如荷兰画家勃鲁盖尔（Pieter Bruegel）的《死神的胜利》、西班牙画家戈雅（Francisco

José de Goya y Lucientes）的《瘟疫医院》、挪威画家蒙克（Edvard Munch）的《患西班牙流感后的自画像》。这些画作具有一种悲剧的震撼力，直面个体的挣扎、绝望和死亡。中国美术史上反映瘟疫题材的作品不多，这可能和中国人的文化偏好有关。从现在看到的与瘟疫可能有一定联系的作品来说，如明代画家周臣的《流民图》，还有石崿的《流民图》，画作中的流民背井离乡，饥不择食，衣衫褴褛，有乞丐，有民间艺人，有各种底层人物，但这些作品不渲染恐惧，不渲染死亡。更加悲壮的是抗战时期画家蒋兆和创作的《流民图》，他直面逃难者的悲怆，但人物形象还是与西方不一样，他们是扶老携幼的，是众人紧紧相随的流亡逃散。这使我想起了电影《流浪地球》引起的文化讨论，中国人对土地、对家人、对亲人、对群体的那种关注和眷恋，与西方人的文化偏好迥然不同。中国人总体上拒绝颓废、失望中总孕育着希望，这大概也是中华文明得以五千年延绵不断的主要原因。

新中国成立后，中国人的精神面貌、卫生条件、健康状况都发生了翻天覆地的变化。我们先后战胜了血吸虫、肺结核、天花、霍乱、鼠疫、麻风、甲肝、"非典"等传染疾病；中国的人均寿命从 1949 年不足 35 岁提高到 2019 年的 77 岁。中国发达板块的人均预期寿命普遍超过美国的 78 岁，上海市民人均预期寿命是 83 岁，比纽约的 79 岁高了四岁。中国的平均每千人口病床数也早已超过美国。

大家一定知道，20 世纪 50 年代，毛泽东主席为中国人民战胜血吸虫病而写下了豪迈诗篇《七律二首·送瘟神》。那是 1958 年 6 月 30 日，毛主席读到新闻报道江西余江地区仅用两年时间就消灭了血吸虫病，他"浮想联翩，夜不能寐"，一气呵成写下了这样的诗句："绿水青山枉自多，华佗无奈小虫何！千村薜荔人遗矢，万户萧疏鬼唱歌。"大家知道血吸虫病祸害国人上千年，是一种慢性寄生虫病，染了这个病，男的干不了活，女的生不了孩子，许多村庄变成了"无人村"，也就是毛主席说的"万户萧疏鬼唱歌"。毛主席接着叙述了战胜这个瘟疫的巨大喜悦："春风杨柳万千条，六亿神州尽舜尧。红雨随心翻作浪，青山着意化为桥。"人民动员起来了，人人皆可成舜尧呀。今天不也是这样吗？当时中国是 6 亿人，今天是 14 亿人，每个人都为这次战疫作出了贡献，这是一场战胜疾病的人民战争，必将载入人类文明发展的史册。毛主席还专门为《送瘟神》写了一段后记，总结了送瘟神的经验："党组织、科学家、人民群众，三者结合起来，瘟神就只好走路了。"这不就是这次中国战疫模式的精髓吗？党中央在关键时刻作出战略抉择、发挥坚强的领导力量，科技人员和医疗队伍广泛参与，广大民众最大限度地动员与配合。这个模式使我们迅速地扭转了疫情，使那些幸灾乐祸的西方国家和他们在中国的"带路党"大失所望，甚至感到绝望。

人类文明史上，大的疫情可以改变历史进程。我的判断是今天这场疫情也将改变历史进程。我们正在经历"百年未有之大变局"，我们正在见证世界历史的大转折，人类历史发展进程中总有一些关键时刻，可能只有几天或几个月，世界格局就再也不一样了，这次疫情可能就是这样的转折点，让我们共同见证吧！

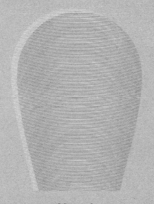

第三章

傲慢与偏见祸害西方

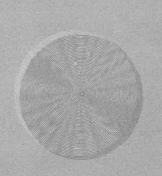

一、留在黑暗中吧

　　碰到这场突如其来的疫情，我们几乎是仓促上阵，但很快稳住了阵脚，在党中央的领导下开始了一场举世瞩目的抗疫人民战争、总体战、阻击战。每个人都参与其中，我们全身心地投入战疫，保卫我们自己的生命和健康，也保卫整个人类社会。但惯性使然，西方的一些"冷战"思维偏执狂，一开始就把整个疫情政治化，把这描述为民主与专制的斗争，西方媒体一时充满了对中国的嘲笑、挖苦、批判，真是幸灾乐祸呀。美国一位"冷战"思维的学者在《华尔街日报》上撰文，标题就是"中国是真正的东亚病夫"（China Is The Real Sick Man of Asia）；法国《皮卡尔信使报》（*Le Courrier Picard*）封面用"Alerte jaune"（黄色警报）的标题来影射"黄祸"；《纽约时报》载文称"新冠病毒危机暴露中国治理体系的失败"（Coronavirus Crisis Shows China's Governance Failure）。结果连新加坡总理李显龙的夫人何晶女士也看不下去了。她发声质疑：如果中国治理体系失败，"那么美国乙型流感死亡案例（这么多）又暴露了什么呢？"

西方媒体的这轮鼓噪再次印证了这么一点：在西方偏执狂的眼里，中国怎么做都是错，你控制疫情是"违反人权"，你疫情失控是"治理失败"。所以我们的结论很简单，不要理睬他们，就像鲁迅先生当年所说的，鄙视这样的人，"连眼珠子也不转过去"。我们该做什么就做什么。坦率地说，碰到这样的疫情，西方模式根本无法应对。它怎么应对？只要看一看澳大利亚和美国加利福尼亚州是如何应对 2019 年森林大火的，看一看美国是如何应对 2005 年卡特里娜飓风灾害的，看一看美国是如何应对 2009 年 H1N1 流感病毒的，再比较中国是怎么应对 2008 年汶川地震和这次新冠病毒的，结论不言自明。这次中国采取了果断的应对措施，效果显著，赢得了世界绝大多数国家的理解和支持。就像这次武汉迅速启动十来个方舱医院，收治了轻症患者，境外居然有人散布谣言说这是"集中营"，但方舱医院的患者开始广场舞 PK，开始练八段锦、太极拳、广播体操，把老外看得眼花缭乱，而且出院的人越来越多，所谓"集中营"的谣言也就不攻自破了。

　　在《这就是中国》节目里，不少观众多次问

我：如果西方老是污蔑中国，老是不愿意理解中国怎么办？我的回答很简单：我们可以做一些解释，但解释到一定程度就够了。对于今天事实上的世界最大的经济体，最大的消费市场，最大的投资市场，最大的创新国家，你还处于愚昧无知的状态，我只能说我很同情你。如果西方不愿意客观地了解一个全面崛起的中国，那只会损害他们自己的利益，我们让他们继续留在黑暗中吧。

十年前我写《中国震撼》一书时写了这么一段话，也算是一种预测吧："西方媒体还会继续贬低中国，但我们对此不必太在乎。十年后再看吧。如果十年还不够，那就二十年，最后后悔的不会是中国。"[1] 没想到时间来得真快，正好十年，西方媒体对中国的傲慢与偏见就自食其果了，有些

[1] 见张维为：《中国震撼：一个"文明型国家"的崛起》，上海人民出版社，2011年，第173页。

人恐怕肠子都要悔青了。

　　这次抗疫过程中，世界卫生组织在第一时间表示，中国的抗疫经验是"唯一已被证实的确有效"的经验，建议各国结合本国实际，借鉴中国经验，时不我待地投入抗疫。但西方偏执狂却开始了集体狂欢：中国是"东亚病夫"，中国的"切尔诺贝利时刻"到了，中国将在这次疫情中崩溃。当然他们这次极度失望了，14亿人的这个伟大国家在世界上率先走出疫情，正在迅速复工复产，复商复市，而灾情在西方迅速蔓延，曾对中国抗疫经验极尽嘲讽之能事的某些西方国家，应对频频失误，医疗体系不堪一击，生命损失重大。我们不会像西方偏执狂那样落井下石，我们本着人道主义精神提供力所能及的帮助，共同打好疫情防控的全球阻击战。但有些道理还是应该说清楚，至少要让这些偏执狂知道自己究竟犯了什么错误。

二、偏见祸害西方

西方对中国的傲慢与偏见祸害了西方自己，这次主要表现在四个方面：一是西方民主优越论，二是个人权利至上论，三是西方种族优越论，四是中国医疗落后论。

首先是西方民主优越论。中国暴发新冠疫情后，德国《明镜》（*Der Spiegel*）周刊发文说，"中国人若想消灭这次的新型冠状病毒，需要的药方既不是什么西医疫苗，也不是中医草药，而是自由和民主"。法国《费加罗报》也发文称，"在应对新冠病毒的处理方式上，民主制度显示出了无可辩驳的优越性"。当然，影响最大的应该是2月18日《经济学人》的重头文章"一种病毒，两种制度"[1]，文章称，传染疾病在民主国家的致死率总是低于像中国这样的"专制"国家。根据1960—2000年对世界各种类型传染病致死率的定量分析，作者得出的结论是：在相同发展阶段的民主国家，传染疾病的致死率是百万分之四，而在"专制"国家是百万分之六。当一个国家的人均GDP超过1万美元后，也就是今天中国的水平，民主国家死亡率急遽降低，死亡率低于百万分之0.01，而在"专制"国家，甚至出现过百万分之600的死亡率。文章还举例：虽然中国可以十天建成一个1 000个病床的医院，民主国家挪威的议会

[1] "One bug, two systems", in "Diseases like covid-19 are deadlier in non-democracies", www. Economist.com, Feb. 18th, 2020.

花了七年时间，还在辩论一个 200 个床位医院的
选址，但"专制"国家缺少信息的自由流动和与
民众的对话，会导致决策失误。《经济学人》的这
种套路文章，说白了就是：宁要资本主义的病毒，
不要社会主义的良药。真是愚昧呀。今天西方所
谓"民主国家"在应对疫情上一个个败下阵来，
伤亡惨重，真是打脸啪啪响！

　　复旦大学中国研究院的资深研究员李世默先
生曾对《经济学人》杂志做过一个研究，他分析
了这份刊物对从第十四次到第十九次中国共产党
全国代表大会所发表的社评，得出了一个颇有喜
感的结论：人们几乎可以反过来理解这个杂志关
于中国的政治评论，它说你不好，往往是很好。
后来我向很多外国友人，包括联合国秘书长古特
雷斯（António Guterres）等，都推荐了这种了解
中国的方法。果真这次我们的判断全部应验了。

一是印证了对于像《经济学人》杂志这样的西方主流媒体关于中国的政治评论，可以反过来理解，准确性八九不离十；二是印证了我 2010 年的话：十年之内，西方媒体就会为误读中国而后悔。当然还会有一些嘴硬的，就让他们继续留在黑暗中犯傻吧。

西方这种"民主与专制"的分析框架，越来越成为西方自己发展的紧箍咒。我十几年前就提出，如果世界上的国家只能分为两大类，那不应该是"民主还是专制"，而应该是"良政还是劣政"。这是实事求是的，这次全球疫情防控再次证明了这一点：西方所谓民主国家无法实现良政善治。现在国际上接受我这个观点的人开始多起来，3 月 17 日，美国《世界邮报》(*The World Post*) 主编加德尔森 (Nathan Gardels) 撰文引用我的论述，认为世界未来的分歧不再是民主还是专制，而是良政还是劣政。[1]

最近连"历史终结论"作者福山先生在接受法国《观点》杂志（*Le Point*）采访时也承认，这次抗击疫情说明民主体制还是专制体制不是问题的关键，关键是国家能力，特别是人民对政府的信任。他把美国应对溃败的所有问题都推给特朗普总统，认为"我们绝不能相信像特朗普这样的总统。在他当选之前，这个罔顾事实真相并且自恋无知的跳梁小丑已经让我们十分担忧了，但是真正考验这类领导人的，是我们正在经历的危机，他并未能建立起克服危机所必需的团结和集体信任"。[2]

［1］Nathan Gardels, "COVID-19 Pandemic Exposes the Strengths and Weaknesses of Governing Systems", *The World Post*, www. berggruen.org, March 17, 2020.

［2］Francis Fukuyama, «Nous allons revenir à un libéralisme des années 1950−1967», *Le Point*, 9 avril, 2020.

　　读到福山先生这番话，我还是蛮有感触的。九年前我们在上海辩论的时候，他主动挑起了中国要解决所谓的"坏皇帝问题"。我说中国通过体制改革已经解决了这个问题，我更担心的不是所谓的"坏皇帝问题"，而是美国的"小布什问题"。我当时是这样说的："我们这个制度可能也有缺陷，但有一点是肯定的，不大可能选出像美国小布什总统这样低能的领导……美国这种体制再这样发展下去，我真是担心美国今后选出的人可能还不如小布什。美国是个超级大国，其政策影响到全世界，所以这个问责制会成为很大的问题。所以我倒是想请您解释一下如何解决美国的"小布什"问题——八年时间在现代的社会是不得了的，小布什八年治国无方，美国国运直线下降，再来一个八年美国也赔不起。"当时的福山对西方民主制度还是相当自信的，他认为任何决策者都可能犯错误，但这不是关键，关键是要有"可持续的明确的制度，比如说制衡制度。我想法治和民主制能够维系我们现在一些好的现实条件，让它能够跨代传承"。经过这场疫情，福山似乎不那么自信了，他在这次采访中专门提到他的担心："如果在发生了这么多事后，特朗普仍能在11月连任，那么美国人的问题就真的很严重了。如果是别人当选，那我们就可以将此作为重要的教训铭记在心。"

总之，西方应对疫情的溃败引起很多西方人士的反思，这是好事情，西方今天最缺少的就是反思精神。没有反思精神，就无法与时俱进，即使是一时相对先进的制度也会变成落后乃至非常落后的制度，这就是西方今天陷入的最大危机。我们中国学者看问题可能更为透彻，我当时就告诉福山："不是历史的终结，而可能是历史终结论的终结（the end of the end of history）。从人类大历史的角度来看，西方这个制度在人类历史上可能只是昙花一现。"

　　二是西方的个人权利至上论。西方认为个人权利高于中国人崇尚的个人权利与责任的平衡。其实不同社会、不同民族都有自己历史形成的价值观，彼此应该互相尊重，而不是互相诋毁。但这次疫情暴发后的相当时间内，西方从媒体人物到政治人物，反复强调他们不是中国这样的"专制"国家，不能对个人自由和权利做限制。整整一个多月的时间内，各种大型聚集活动还在举行，巴黎时装周、尼斯狂欢节、各种足球联赛。德国政府宣布禁止 1 000 人以上的集会，一些团体就举行 999 人的集会。马照跑，舞照跳，我们自由，我们民主，我们有投票权，我们可以对政府说不，我们保护个人权利，你们中国封城，这是

"专制"，你们的方舱医院是"集中营"。到后来不得不借鉴中国的做法时，也是挤药膏样式地一步步退，结果代价惨重。法国 3 月 15 日还照常举行市镇长选举！上千万法国人未戴口罩前往投票站投票，后来多名市长、镇长因感染新冠肺炎去世。一位名叫拉鲁埃特的副市长感叹："尽管我们按照政府指令做了准备，但防护措施太薄弱。大家好像是送上第一次世界大战前线的士兵！"现在"民主敢死队"成了法国网络上用来形容"冒死选举"的流行语。

三是西方种族优越论，这使种族歧视言论和行动在西方国家显著增多。意大利威尼托大区主席卢卡·扎亚（Luca Zaia）曾公开说，中国人为疫情付出巨大代价是因为中国人不注意个人卫生，吃活老鼠。荷兰广播电台播放针对华人的改编歌曲，曲名为"预防病毒不如远离中国人"，还呼吁抵制中餐。美国福克斯新闻台主持人杰西·沃特斯（Jesse Watters）公开说中国无法养活民众，他们处于绝望状态，生吃蝙蝠和蛇，这是新冠病毒的起源。日本财长麻生太郎透露，2020 年 2 月底在沙特召开的 G20 财长和央行行长会议上，谈到新冠疫情的时候，他的欧洲同行"一点儿反应都没有"。欧洲那时认为"我们这儿又没有感染者"。麻生还说，一位欧洲部长私下说，"这和我们没关系。那是黄种人的病，不是我们的病"。

然而，新冠肺炎病毒不给西方人任何情面，个人权利至上也好，种族主义也好，在肆虐的病毒面前毫无抵抗之力，西方国家一个接一个被打回原形。不少国家因为医疗物资严重短缺，已放弃抢救年长者，这些老是拿人权说事的国家怎么不懂人权的基础是生命权呢？早些时间都干什么去了呢？

西方种族主义和种族歧视其实一直存在，西方国家经济好的时候表现没有那么公开，那么肆无忌惮。但过去20多年，西方多数国家百姓的实际收入没有增长，很多人心中有怨气。西方政客不仅不承担责任，推进制度改革，反而习惯于转移视线、转移目标，这使西方文化中根深蒂固的种族主义浮到面上，表现为仇恨犯罪的增加。特朗普上台后的美国，仇恨犯罪每年都在上升，现在疫情蔓延后情况更加严重，海外华人几乎都感到歧视现象增多。为应对这个问题，海外华人要注意做好自我保护，同时尽可能地团结所在国主持正义的人，团结其他亚裔群体，与种族主义和种族歧视进行斗争。

最后是中国医疗落后论。在西方媒体的长期洗脑和忽悠下，西方社会很多人认为，中国还相当贫穷落后。他们认为发生在中国的疫情，完全是中国自身的原因，不会在西方重复，西方国家"有着世界上最先进的医疗体系"。随着中国抗疫取得进展，他们又认为如果中国这么落后的医疗水平也能够在湖北以外的地区，做到死亡率低于1%，那么西方的医疗体系应对这种疾病肯定不在话下。大概是基于这种判断，西方许多政治人物和媒体人物都反复强调新冠疫情"无非就是大一号的流感"，"多数人，特别是年轻人不用害怕"。这引起了世界卫生组织的担心。我记得2月28日世界卫生组织专家布鲁斯·艾尔沃德在记者会上疾呼："中国在抗击疫情方面取得的成功"可能让其他国家"产生了一种错误的安全感。各国必须准备好在更大的范围内管理这件事，各国必须做好准备，就好像疫情明天就会打击我们一样"。但他的呼吁没有得到西方国家的重视，在场的西方记者反复质疑他：中国政府的统计数字是否可靠。

西方人眼中的中国医疗落后还有多种权威数据和排名的支撑，比方说，美国约翰霍·普金斯大学与英国《经济学人》杂志智库及美国减少核威胁倡议组织（NTI）联合发布了《2019 全球卫生安全指数（GHS Index）排名》，它考察一个国家是否有能力有效预防和应对传染疾病。这个报告称从 6 个类别、34 个指标、85 个次级指标和 140 个问题出发，对 195 个国家的数据进行综合评估。不知道大家能否猜出世界排名最靠前的是哪些国家？排名前五名分别是美国、英国、荷兰、澳大利亚、加拿大。中国排在第 51 名，在越南、蒙古、塞尔维亚之后。如果没有这次突发的疫情，我可以想象，我们许多学者会反复引用这个排名，它显得多么权威，多么不容置疑。但这次情况不一样了。

一场世界范围内的疫情"大战"暴发，各国卫生安全体系的真实水平高下立判。这个指数排名，越看越像是一个国际玩笑。纽约发展为美国疫情的"震中"，CNN 有一个报道，纽约医院的一位大夫感叹地说：医疗资源严重匮乏呀，"一切都乱套了……这就像个第三世界国家"。世界卫生组织这次肯定中国抗疫举措的时候多次说到，中国树立了新的标准，而且这次特别精彩的是中国全民参与了这场惊心动魄的国际比较。几乎每时每刻，中国人，海外华人、留学生，还有老外，通过视频和文字，都在比较和评判世界各地的疫情防控情况，而且大都以中国视角和中国标准来衡量。这具有重大意义，这可能是一场颠覆性的、革命性的变革：对内，它突破了国内知识界一些人长期的崇洋媚外，还原了一个更为真实的"没有皇帝新装"的西方；对外，它意味着中国视角和中国标准迅速走向世界，鉴于中国的人口规模，这一切会逐步影响整个世界。

让我引用几段中国网民对这个"权威"报告的调侃："厉害啊，我的西方，中国连越南和蒙古都不如。""不愧是自由国家，连排名都那么自由，想怎么排就怎么排。""西方很多机构做的排名也是资本市场运作方式的一种。闭着眼做，随便放些数据上去，图表弄好看点，像极了今天一些大学生的毕业论文。"

我一直认为我们要解构西方话语，包括西方指标体系。我们知识界应该警觉起来，很多东西凭常识判断就可以提出质疑，比方说，一个 2009 年治理 H1N1 流感如此失败的国家，一个治理 2019 年秋季所谓"大流感"如此失败的国家，怎么会排名世界第一？我们一定要本着实事求是的原则，对于西方的概念、方法和数据，做出我们独立的研判，同时力争建立更加靠谱的指标体系，把中国的事情说清楚，把世界的事情说清楚。其实指数排名这个东西，并不复杂，你采用什么标准，不采用什么标准，选择什么指标，每个指标给予什么样的权重，最后的结果可以相差十万八千里。西方类似这样的荒谬排名多了去了，特别在政治和人文社会科学领域内，很多都可以当笑话看。

三、无可奈何花落去

　　新冠疫情在欧美大暴发，民众对政府应对不力强烈不满，其中一个原因是中国抗疫模式比较成功，创造了一种巨大的存在感和参照系。许多西方人都在问：为什么中国可以做到，我们西方国家做不到？这使西方的反华势力很恼火，于是就使用他们惯用的造谣污蔑手段。这背后是西方今天的窘境：我们这么优越的民主制度、我们这么发达的国家、我们这么先进的医疗体系，都控制不了疫情，你们"专制"国家、"落后"国家怎么可能控制住。

据报道竟然还有英国官员称，中国疫情的真实数据应该是中国通报的 40 倍。这就是我老讲的，今天看西方媒体对中国的许多报道，最好当笑话看，我们可以随时编出许多笑话集，大家不要太在意，让他们继续留在黑暗中犯傻吧，最后后悔的一定是西方，不是中国。现在是网络世界，专业信息沟通渠道畅通，西方专业人士对中国的评价比较客观，多数人都高度肯定中国的防疫。社交媒体上，质疑西方主流媒体妖魔化中国的声音也非常之多。我看到一个网民的调侃：如果中国数据是假的，那麻烦了，中国采取这么严格的防控措施，数据还是假的，那西方国家采取如此松懈的措施，就只能完蛋了。反过来一样，如果中国数据都是真的，那也麻烦了，西方采取了这么多模仿中国的措施，但落实的程度远远不如中国严格，那么西方国家什么时候才可能达到疫情拐点呢？

中国的成功也激怒了西方国家的一些政治人物，他们觉得好没有面子。不久前他们还在嘲笑中国的疫情防控，但突然发现轮到自己时，他们的战疫表现竟是如此之差。在西方选举政治的惯性下，他们首先想到的就是"甩锅"，转移视线，转移责任。3月17日，在美股第三次熔断之后，特朗普总统率先使用"中国病毒"（Chinese Virus）一词。其实，正是特朗普浪费了中国人民作出这么大牺牲而创造的防控疫情窗口期，一直忙于国内的党争。美国正在为此付出沉重的代价，甚至整个国家也可能从此走下神坛。美国股市在美国疫情暴发后连续巨幅下跌，表明资本市场不看好美国的疫情治理。这种状况正直接威胁特朗普的竞选，所以他必须找到一个敌人，尽快转移公众的视线甚至怒火。

当然，要达到这个目的也很难。得道多助，失道寡助，他本人和他的国家今天都属于"失道寡助"。世界上没有任何一个其他国家使用"中国病毒"的说法，因为世界卫生组织早在 2015 年就专门通过了一个决议，不用暴发地地名来称呼大型传染病，这主要是为了防止地域歧视和种族歧视。同时，这也是尊重科学，对于一种疾病，要通过分析其病理，为它取一个科学的名字，如这次新冠肺炎的英文名字是 Covid-19，这种命名方法是整个国际社会都接受的。

现在看来只有美国一个国家孤家寡人，由总统带头违背国际社会的共识，展示了他的傲慢与无知，这只会进一步加速美国的走衰。难怪学者福山也承认：在美国，"口罩和呼吸机的短缺从 1 月份起就已经被预料到了，但是人们没有采取任何重启相关生产的措施。这证明一个国家为了生存，首先需要专家，需要一个无私致力于公众利益的人，然后还需要能听取他们的意见并做出相应决定的领导人，而我们的总统却花了两个月时间在说大流行与我们无关"。[1]其实，美国现在最需要的是中国的帮助，但这个国家已经做了这么多伤害中国人民核心利益的事情，现在又愚蠢地选择继续做伤害中国人民的事情，还要践踏人类文明的底线，那就真的没救了，最后只能以惨败告终。

3月12日，中国外交部发言人在个人推特上连发多条推文，写道："美国疾病控制与预防中心主任罗伯特·雷德菲尔德在众议院监督委员会承认，一些似乎死于流感的美国人在死后的诊断

[1]见前文所引福山接受《观点》杂志采访。

中被检测出新型冠状病毒呈阳性。美国疾控中心主任被抓了个现行。零号病人是什么时候在美国出现的？有多少人被感染？医院的名字是什么？可能是美军把疫情带到了武汉。美国要透明！要公开数据！美国欠我们一个解释！""美国当季有3 400万流感患者，20 000人死亡，请告诉我们，这其中有多少人与新冠肺炎有关？"

美方对此表示抗议，而我觉得提出这样的问题是再自然也不过的了，因为多数中国人心里都有这样的疑虑。美国据说有言论自由，所以美国国务卿有散布"武汉病毒"的"言论自由"，美国总统有散布"中国病毒"的"言论自由"，那么中国人当然有提出自己问题的言论自由，这是最起码的。如果他们不懂这个规矩，就要给他们立这个规矩。如果他们还不习惯，从现在开始，就要让他们尽快习惯起来，更何况今天质疑美国的不仅是中国人，而且还有来自日本、俄罗斯、加拿大和美国本国的许多人，包括很多专业人士。美国政府应该有勇气正面回应这些质疑，也可以通过靠谱的专家学者来回答这些质疑，甚至可以通过世界卫生组织专家组来回答这些质疑，这是唯一正确的态度。

正面回答这些问题有那么难吗？坦率地说，2019年9月美国就开始流行的所谓"流感"，造成数千万人感染和大量死亡，再加上美国疾控中心主任自己也承认其中有死于新冠肺炎病毒的患者，这难道不需要向美国人民做一个更详尽的交代？不需要向世界人民做一个更详细的交代？一个对这么多本国人死亡的真正原因都可以随便搪塞过去的国家，还有什么人权可言？还有什么国际信誉可言？大概感受到了中方的愤慨和压力，也感受到失道寡助的窘境，美国领导人最近不再使用

"中国病毒"和"武汉肺炎"这些词了，但美国还有少数政治人物和媒体人仍继续使用这些词。

最近，又有一些西方人提出要中国赔偿，这更是愚不可及。这种索赔要求没有任何法理基础，得不到国际社会的任何支持。这次疫情的真正发源地现在还不清楚，还需要进行科学调查，现在比较可靠的信息是纽约的病毒主要由欧洲旅行者带来，澳大利亚的病毒主要由美国旅行者带来。随着全球抗疫的进展，真相会越来越清晰。很多人怀疑美国"甩锅"中国，"甩锅"世界卫生组织，目的之一就是为了阻止国际社会对美国2019年冬季开始的所谓"流感"展开调查。

此外，更重要的是，在今天这个世界上，新病毒可能随时在任何一个国家出现，H1N1流感是2009年在北美出现的，埃博拉是在非洲暴发的。如果人类社会的各种危机都需要国际赔偿，那么美国欠世界人民太多的赔偿了。艾滋病发源于美国，迄今已经造成了数千万人的死亡，H1N1流感是从美国扩散出去的，造成了近29万人死亡。2008年美国引发的金融海啸把世界上多少人的财富洗劫一空，使世界上多少国家的经济遭受重创，国际社会从未向美国提出赔偿要求，而是一起采取行动应对。2008年金融危机暴发后，美国政府一下子没钱了，美国时任财政部长保尔森（Henry Paulson）亲自来中国求救，希望中国购买美国国债，帮助美国渡过难关，如果中国不买，其他国家和机构可能也不愿意买。中国政府经过认真考虑后决定出手救美国，大量增持了美国国债，同时自己也进入了宽松货币政策期。中国人真是与人为善，认为世界经济已经是你中有我，我中有你，谁也不能独善其身，然而美国一旦从危机中有所复苏，就忘恩负义。

2019 年中美贸易战的时候，"观视频"采访我，我说，"以我自己的判断，美国资本主义暴发下一场金融危机恐怕只是时间问题，是一年之后，还是三年之内，现在还难预测，但这场危机会来的。对于中国自己来说，中国社会主义是阻止这场危机蔓延到中国来的唯一手段，所以中国不可能放弃中国社会主义。这是中国克敌制胜的法宝。我倒是希望，到下一次美国金融危机暴发的时候，美国不要来求中国帮忙，希望美国资本主义自己扛过去。我也希望下一场危机到来的时候，对于这种忘恩负义的国家，中国政府也要考虑一下有没有必要出手相助？或者说，中国社会主义有没有必要拯救美国资本主义。人类命运共同体究竟怎么建？我们都在探索，但有一条是肯定的，它只能建立在合作共赢的基础之上，而不是建立在美国这种以邻为壑、过河拆桥的基础之上"。

尽管西方一些政治人物和主流媒体还在抹黑中国，但纸终究包不住火，这次抗击疫情是有史以来最大规模的一场政治制度和国家治理模式全方位比较的全球公开课，中国明显胜出，中国社会主义明显胜出。西方国家不仅是抗疫模式的溃败和死亡人数居高不下，而且输掉了道德：我们看到美国确诊人数已经是中国的 20 倍之多，死亡人数是中国的近 22 倍，而特朗普总统还在积极推动复工。美国印第安纳州议员称"宁可让更多美国人去死，也不能让美国经济崩溃！"美国得克萨斯州副州长放言"老人应该为美国经济而牺牲"。英国逼老人签放弃急救同意书。还有一些西方国家的养老院出现感染时，管理人员落荒而逃，留下老人们在饥饿与无望中等死。西方资本主导的政治制度展示的"冷血"和"丛林法则"给我们上了很好的政治课，我们为生活在最尊重生命的社会主义中国感到自豪。

　　4月17日美国疫情震中的纽约州州长科莫（Andrew M. Cuomo）举行记者会，感叹这次战疫所需的产品都来自中国，他说，"我们需要的口罩来自中国，我们需要的手术服来自中国，我们需要的防护面罩来自中国，我们需要的呼吸机来自中国。好了，我们过了那个阶段了，现在到了新阶段，我们需要检测药剂，也来自中国……怎么会这样！"然后他又抱怨美国总统不给力，他说，"尽管纽约州有代表在中国帮忙处理贸易关系，但远远不够"，所以他需要联邦政府的帮助来扩大从中国进口，但特朗普还想着他的中美贸易关税大战。其实，中美贸易战暴发后我就讲过，美国是搬起石头砸自己的脚，将帅无能，累死三军，美国在错误的道路上狂奔，你想拦都拦不住。当时已经犯了大错，现在抗疫一路走来更是荒腔走板，坦率地说，没有中国的帮助，美国和欧洲根本就无法进行有效的抗疫。

法国政治学者布鲁诺·吉格（Bruno Guigue）3月19日这样写道：我们要承认西方体制无效，而中国特色社会主义再次显示出其优越性。要想战胜这样一种疾病对人类的威胁，还是需要有一个"国家"，但西方的"国家"在哪里？公共卫生是它的当务之急吗？它能够建设新的医院吗？在一个由于外债而公共财富为负数的国家，公共部门被私有化、被摧毁，国家只是为金融利益集团服务。他强调："西方能做到中国所做到的十分之一吗？"他调侃法国《世界报》（Le Monde）社论曾发表的文章称新冠疫情可能意味着"一种体制的垮台"，不过现在看来，垮台的这种体制是西方自己的体制。[1]

---

[1]《法学者：新冠疫情见证西方体制的垮台》，见参考消息网，4月17日报道。

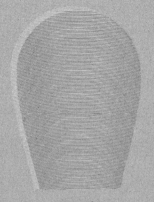

第四章

"百年未有之大变局"

一、新兴大国与守成大国关系的挑战

　　这次新冠肺炎疫情的暴发，很像是一场世界范围内的大战，它的敌人不是某一个国家，而是病毒。与前两次世界大战相比，这次"大战"发展的速度更快，影响的国家和人口更广，已经在世界200多个国家和地区暴发。它造成的经济损失可能不亚于前两次世界大战，造成的生命损失暂时还难以判断，我们希望通过国际抗疫阻击战，能够把人类的生命、财产损失降到最低的程度。

　　这场没有硝烟的"大战"几乎可以把"百年

未有之大变局"所涉及的许多问题都浓缩在一起。我们可以探讨一下三个关键问题，或者叫"三重挑战"：一是新兴大国与守成大国地位变化带来的挑战，二是新工业革命带来的挑战，三是文明冲突带来的挑战。

和历史上类似的挑战相比，今天的这些挑战显得更为严峻，这三种挑战中任何一种几乎都引发过战争，但今天的情况是这三重挑战并存，而且互相渗透，情况更为复杂。然而今天的世界与过去的世界有一个最大的不同，那就是中国作为一个文明型国家和社会主义国家的崛起。这改变了很多东西。中国应对这些挑战的理念和举措，将深刻影响世界格局的未来演变，有可能推动构建人类命运共同体的共识走向成熟。

让我们首先来看看"新兴大国与守成大国的地位变化"所带来的挑战。

　　大家知道，对这个话题着墨最多的是美国哈佛大学教授格雷厄姆·艾利森（Graham Allison），他借用古希腊历史学家修昔底德对伯罗奔尼撒战争的研究，得出一个结论：当年雅典城邦崛起，引起了斯巴达城邦的恐惧，结果导致了战争。他通过16个案例论证，认为守成大国和新兴大国之间存有一种结构性矛盾，其中12次导致了战争。他本人反复强调他这样论述的目的是为了提醒中美双方努力避免军事冲突，但他说出版社采用"标题党"的方法起了书名：《注定一战：中美能避免修昔底德陷阱吗？》。我曾与他交流过，我说，你这16个案例所涉及的国家大都是笃信西方政治文化中非此即彼、零和游戏的国家，这种情况拿来比喻中国这样一个相信合作共赢，不相信零和游戏的国家，没有说服力。但他还是坚持，多数美国人现在还难以接受我的解释。

我认为对美国也好，对西方也好，该讲的道理一定要讲，而且要讲得直白，讲得清楚。中国是一个具有强烈历史感的文明型国家，只要比较中西方的历史发展，就可以发现两者有一个重大的差别：欧洲历史上的大国就是军事帝国，用武力征服他国是他们信仰的一部分。欧洲的崛起一直伴随着殖民战争，只是在经历了两次世界大战后，才痛定思痛，走上了和平整合的道路，但还是没有放弃用武力手段欺负弱小国家。中国没有西方军国主义的传统。郑和15世纪上半叶下西洋的时候，他主力舰的排水量百倍于80多年后哥伦布发现美洲大陆的圣玛利亚号，但中国没有对他国殖民。这种崇尚和平的传统一以贯之。

我们可以比较一下美国和中国。1890年前后，美国成了世界最大经济体，于是就发动了美西战争，占领了菲律宾和古巴等西班牙殖民地。相比之下，中国在 2014 年按照购买力平价计算成为世界最大的经济体，但中国仍然主张通过谈判解决分歧。

作为一个崇尚"和为贵"的文明，中国人是从自己近代史上遭受一次又一次的西方入侵中，认识到没有强大的国防，就会任人宰割，所以才开始了追求民族复兴和强大国防的目标，并且取得了巨大的成功。今天中国人对自己的国防能力很有信心，中国不会接受任何国家对中国核心利益的挑战；中国保持着强大的止战能力，保持着对美国说 No 的权力。

美国是最承认实力的国家，我们该展示实力就一定要展示实力。美国有一个惯用语很能反映美国文化的特点：If I can't beat them, join them

（如果我无法打败他们，就加入他们）。这次中国和美国应对新冠疫情的表现，很大程度上是两个国家综合实力和治理能力的同台竞争，中国是遭遇战，仓促应战后很快稳定下来，打得有声有色，一手烂牌打成一手好牌。相比之下，美国以"逸"待"劳"，坐失良机，打得荒腔走板，一跃成为全球疫情的中心，截至 5 月 27 日，累计确诊人数 1 725 275 例，死亡人数高达 100 572 例，死亡人数为中国的近 22 倍，全面领先世界。特朗普总统曾说如果最终能够把死亡人数控制在 10 万以内，就说明干得不错，真让人毛骨悚然！

就这样的应战水平，美国政客还要"甩锅"中国，连格雷厄姆·艾利森教授都看不下去了，他在美国国家利益网站（The National Interest）发文：美国政客把矛头对准中国，这是逃避现实，"他们试图逃避为自己的失败承担责任"。他认为，不管中美之间存在的结构性冲突，在战胜冠状病毒这方面，美国面临的紧迫挑战不是中国，而是"我们自己未能调动起与威胁相匹配的反应"。他主张双方应该合作应对这场疫情。他说，"中美都应该认识到，彼此都需要对方来击败病毒这个致命的敌人。因此，伙伴关系，即使是有限的伙伴关系，在战略上也是必要的"。[1]

一方面，我同意艾利森教授的观点，中美应该合作抗疫，但细看一下，他这句话还是有点问题的："彼此都需要对方来击败病毒这个致命的敌人"，今天的事实是，中国几乎是凭自己的一己之力，遏制住了病毒传播，而整个过程中，美国"冷战"思维偏执狂对中国一直是幸灾乐祸和落井下石的。现在美国自己成了疫情震中，依我之见，

---

[1] Graham Allison, "In War Against Coronavirus: Is China Foe-or Friend?", www.nationalinterest org, Mar 27, 2020.

美国若如中国一样，仅凭自己的力量，根本无法应对这场瘟疫。换言之，中国和美国在应对这场百年一遇的瘟疫上能力差别巨大，中美两国的制度优势和防控能力是不对称的，中国明显强于美国，美国比任何时候都需要中国的帮助，否则难以摆脱危机，这是中美关系的一个巨大变化，这种情况今后估计将在越来越多的领域内出现，这本身也是"百年未有之大变局"的一部分。

不久前，101位美国前高官和专家学者，包括克林顿政府时期的国务卿马德琳·奥尔布赖特（Madeleine Albright）和三位美国前驻华大使，发表了一篇声明[1]，呼吁中美合作抗疫，声明援引中国生产医疗设备的能力、医务工作者的经验以及

---

[1] "Saving Lives in America, China, and Around the World", A Statement Organized by Asia Society's Center on U.S.-China Relations & the 21st Century China Center at UC San Diego's School of Global Policy and Strategy, New York, April 3, 2020.

在疫苗研发方面进行跨境合作的可能性，认为双方有"令人信服的理由进行合作"。"美中两国如果不展开某种程度的合作，任何抗击新冠病毒的努力——无论是在国内拯救美国人的生命，还是在国外抗击这种疾病——都不会取得成功。"与美国国务卿蓬佩奥（Mike Pompeo）这样的偏执狂相比，这个声明中包含了更多的理性，值得肯定。而且它也看到了中美双方抗疫能力的不对称，看到了中美两个大国应该合作应对这场人类社会共同面临的挑战。但这封声明还是延续了美国人的傲慢与偏见，竟然提出："中国在应对新冠疫情的问题上还是有不少方面需要负责：最初的隐瞒，持续缺乏透明度，没能全面与美国和国际医学机构充分合作，公然发起宣传运动，将危机的责任转移到美国等。"这样的指控是中国人断然不能接受的；在这种认知基础上是无法进行大规模合作的。美国要做的首先是深刻反思自己的制度危机，纠正自己防控中出现的大量失误和漏洞，否则中国人怎么帮助也没有用。

中国不会像美国那样，在美国危机的时候落井下石，我们对美国人民蒙受的苦难感同身受，我们也会对美国提供力所能及的人道主义帮助，这是任何国家都应该做的。但两个国家之间大规模的合作，需要有良好的氛围，需要把对方看作朋友，而不是敌人，需要尊重对方的核心利益。如果还是盛气凌人，惹是生非，不断侵犯中国的核心利益，那谁买你的账？并且我们将给予坚定的反击。艾利森教授在谈"修昔底德陷阱"的时候多次强调中美之间的矛盾是结构性的，是难以调和的。其实，这没有什么大不了，中国模式的最大特点就是长于"调结构"，中国是"调结构"的专家。在这方面，我们要做的是进一步全面增强中国的综合实力，包括软硬实力，同时让美国清晰地知晓，任何时候都不能损害中国的核心利益。

美国前政要坎贝尔（Kurt M. Campbell）和学者杜如松（Rush Doshi）最近在美国《外交事务》（*Foreign Affairs*）上发表文章[1]，认为："美国过去70多年来建立国际领导者的地位"，不单是因为其财富和实力，更重要的是因为以下三个要素：（1）美国国内的治理，（2）提供全球公共物品，（3）有能力和意愿来集合和协调国际力量应对危机并被广泛接受。这场疫情"考验了美国领导能力的上述全部三要素，但到目前为止华盛顿并不合格，在其步履蹒跚时，北京正在迅速而熟练地采取行动，利用美国失误造成的缺口，填补其空缺，

---

[1] Kurt M. Campbell and Rush Doshi, "The Coronavirus Could Reshape Global Order", www.foreignaffairs.com, Mar. 4, 2020.

把自己呈现成应对这场大流行病的全球领导者"。他们说，在这三个方面，中国的抗疫模式表明它能够更有效地治理国家；中国正在向各国提供公共物品，包括口罩、呼吸机、各种医疗物资；中国正在派出医疗队，事实上在引领各国应对危机。

他们担忧，中国通过在大流行病中对其他国家的帮助，试图建立新的标准，把自身塑造为"关键强国"（Essential Power），并以此和各国建立关系。这已经明显表现在中国与日本、韩国联合应对疫情，向欧盟提供重要卫生设备的行为上。他们认为"美国更应当担心的是，尽管其欧洲盟友并没有公开批评特朗普政府，但在一些关键问题上，美国的盟友已经不与美国站在同一战线上了，例如对于是否采用华为技术和伊朗问题"。他们明确提出，如果英国 1956 年夺取苏伊士运河行动的失败，标志着大英帝国的最后衰落，那么，如果美国继续这样下去，新型冠状病毒大流行将会是美国的"苏伊士时刻"。这两位作者以他们习惯的地缘政治眼光，认为中国可能通过这场大流行病，取代美国成为世界的领导者。

中国人的视野和心胸比这些学者要宽广得多。我们认为中美两国作为世界最大的两个经济体，双方的利益已经十分密切地捆绑在一起，求同存异、合作共赢是唯一正确的选择。中国方面对于这种选择没有任何困难，因为我们的文化中有和而不同、合作共赢的基因。实际上美国在自己崛起的过程中，也曾经展示过这种包容的文化。美国国父之一富兰克林就非常认真地研究过中国儒家的著作，他认为人类"需要通过孔子的道德哲学达到智慧的完美顶点"。托马斯·杰斐逊、约翰·亚当斯、托马斯·潘恩等美国奠基人都从中国儒家学说中汲取了大量的智慧。

　　同样，中国在自己崛起的过程中也从美国汲取了大量的知识和智慧，我们一直在向美国学习，现在还在向美国学习，今后还要向美国学习。但这样做不是照搬美国模式，照搬别人的模式从来都不会成功。我们的眼光是超越美国模式的。我们在中国的大地上进行了人类历史上最大规模的改革和探索，这个过程中也有很多的成功经验，包括这次抗击疫情过程中的许多经验，是值得美国朋友学习、研究和借鉴的，可惜美国现在不少人还有意识形态的框框，使其无法客观地认知中国，当然最后受损的肯定是美国，这次美国抗疫模式如此之溃败就是一个很能说明问题的例子。

　　世界历史已进入一个关键时刻。我们要防止一些人企图把中美关系推向"冷战"的境地。"冷战"是基于一种"恐怖平衡"，即所谓的MAD

（Mutually Assured Destruction，互相确信的毁灭）。这种选择会对双方和对世界都产生极为严重的后果。而我们今天完全可以选择比 MAD 好百倍的 MAP（Mutually Assured Prosperity，互相确信的繁荣），这种选择将给中美两国人民和整个世界带来更多的和平和繁荣。如果我们还能更为勇敢地向前迈出一步，共同为构建人类命运共同体而奋斗，那么中美两国的关系就会发展得更好、更顺利。就中国而言，我们坚信这个判断代表了中美关系未来唯一正确的方向，总有一天，美国主流社会将认识到这一点。我们要以强大的定力和实力，促使美国早日认识到这一点。

二、新工业革命的挑战

我们知道，第一次工业革命是以英国人瓦特1776 年发明蒸汽机为标志开始的，但在这之前，英国已经通过战争击败了它的主要对手西班牙，成为新的海上霸主。后来英国又打败法国，从法国人手中获得了今天的加拿大等大片领土。换言之，在第一次工业革命前后，英国已经通过战争等手段，为自己打造了一个包括商品、劳力、资本、原材料市场在内的统一国际市场。第二次工业革命从 19 世纪下半叶开始，以发电机、内燃机为标志，资本主义就随之进入帝国主义阶段，先是英国，后是法国，然后是德国等，很快把整个非洲瓜分完毕。总之，第一次和第二次工业革命本身伴随着殖民主义、帝国主义的血与火、扩张与杀戮。

由于历史原因，中国错过了第一次工业革命和第二次工业革命。我说过这么一个观点：中国改革开放前的30年，我们艰苦奋斗、筚路蓝缕，为中国崛起奠定了基础，包括政治制度的确立、比较完整的工业体系的建设、独立的国防体系和科技体系的建设，还包括土地改革、妇女解放、教育普及、基本医疗等社会事业，为中国崛起创造了基础条件。改革开放以来，我们几乎是以每十来年完成一场工业革命的速度，一路追赶过来。从20世纪80年代到90年代初的十来年，我们通过大力发展乡镇企业，可以说完成了以纺织业等轻工业为主的第一次工业革命。从90年代初到21

世纪初的十来年，我们大致完成了以电力、内燃机、石化工业和中高端基础设施等为主的第二次工业革命，并与西方几乎同步地进入了以信息化和通信产业为代表的第三次工业革命，起初是追赶，然后是逆袭，现在已经成为第三次工业革命的佼佼者。今天世界正处于从第三次工业革命向第四次工业革命的转折期，以大数据、人工智能、量子通信等为代表的第四次工业革命将极大地改变人类生活和运作的方式。应该说，中国已经进入这场新工业革命的"第一方阵"，而这一切都是在和平中实现的，这是世界近代史上的一个奇迹。

新工业革命带来的新陈代谢和激烈竞争前所未有，同处在第四次工业革命第一方阵的中国和美国，是否会发生冲突和战争？坦率地说，局部冲突不能完全排除，但中美两个核大国之间发生全面战争的概率很小。此外，中美两国许多利益深度交融，我相信终会走出一条合作共赢的道路。但这需要经过斗争。现在美国对中国华为公司的围剿就是一个例子。他们把5G"控制权"的竞争看作新的"军备竞赛"，认为谁控制了5G，谁就能在经济、军事和情报上领先他人。所以过去这一两年里，美国一直在全力阻止其欧洲盟国和其他国家使用华为设备，但未能奏效，现在又想采取更为极端的措施来阻止华为的成功，但他们的举措将激起中国人民更大的义愤，是搬起石头砸自己的脚。

中国是世界最大的消费市场、世界最大的投资市场，也是率先走出疫情的最大经济体，中国有能力应对美国反华势力的挑战，在新工业革命中，美国想孤立中国，其更可能的后果是孤立了它自己。

除了中美因素之外，新工业革命本身也带来

诸多挑战，人工智能、生命科学、量子计算、无人化等新科技日新月异，跨界融合、质变突破，在造福民生的同时，也潜藏着失业问题、安全问题、伦理问题的风险，人类社会传统的生产与生活方式面临颠覆性冲击。随着人工智能技术加速发展，致命性自主武器系统的研发加速推进，不排除会被恐怖分子利用；基因编辑技术也有被滥用而失控的危险；此外，利用深度学习算法的"深度伪造"技术也在冲击各国及全球信用体系。这些都是人类社会面临的新的挑战。

这次疫情防控中，5G、AI算法、整体信息化水平等都发挥了重要的作用，展示了中国拥抱新工业革命的巨大成果。这些成就的背后是中国作为文明型国家和社会主义国家所特有的一些理念。一是"以人民为中心"的民本思想。与西方把许多高新技术，特别是互联网政治化的做法截然不同，"以人民为中心"使新工业革命获得了世界最大、最广、最深的应用市场，使人民具有巨大的获得感，使企业获得无限商机。二是我们与时俱进的文化基因。我们有"苟日新，日日新，又日新"的千年古训；我们以信息文明的眼光来看待信息文明，而不是以工业文明的眼光来看待信息文明；我们认为信息文明是不可阻挡的历史大潮，我们需要顺势而为，趋利避害，在发展的过程中解决可能会出现的各种问题。三是构建人类命运共同体的理念，让新工业革命和高新技术为整个人类服务，而不是为少数利益集团服务。以这次战疫为例，世界卫生组织专家高度肯定中国科学家及时与各国分享病毒基因测序等大量信息和知识，认为这是国际社会团结抗疫的一部分，同时也批评某些国家迟迟"不分享重要数据"。

　　大家千万不要小看理念的意义，中国人做事情讲"道"。汉语里的"道"这个字 3 000 多年前就存在了，这是中国人的伟大智慧。"道"是一个更高、更综合的概念，它的载体是理念，它的功用是管"术"，它可以把不同的"术"串在一起，打出完美的组合拳。上面我谈到过，一场世界范围内疫情"大战"袭来，那个表面看来挺高大上的《2019 全球卫生安全指数（GHS Index）排名》成了国际笑话，它排名最高的美国等西方国家被一仗打回原形，而中国脱颖而出。这样的指标就是只会数"术"，而且还带偏见，不懂中国人讲的"道"。这次战疫中，我们的"道"就是"人民的生命高于一切"，在这种理念指导下的整个战疫让西方很多人看得眼花缭乱，想学都学不会。

　　这使我想到了大家经常问我的问题，中国是不是要取代美国，什么时候可以取代美国，现在是不是时机已经到了。其实这样的问题本身是挺西方逻辑的，西方还喜欢用一个标志性的战争或者事件来锁定大国交替的时间。比方说，上述美国学者提到的所谓"苏伊士时刻"，他们把1956年的苏伊士运河战争看作大英帝国走向最后衰落的分水岭事件：当时英国还想继续打埃及，美国则担心苏联的介入引发世界大战，同时也要扩大美国的势力范围，美国对英国说，你必须停火，英国最后只能停火。

中国崛起的逻辑是独特的，中国的一整套做法，更可能带来的是一种不可逆转的大势，一种"代差"，或者叫"降维"。这就像过去用胶卷拍照，人们讨论柯达公司和富士公司谁将胜出，但最后改变一切的是数字技术的出现，让过去的那种竞争不再有多少意义。中国作为一个文明型国家和社会主义国家崛起的世界意义可能就在于此。

三、文明冲突的挑战

　　1993年，美国保守主义政治学家萨缪尔·亨廷顿（Samnel Huntington）教授在美国《外交事务》发文，提出了"文明冲突"的观点。[1]当时随着苏联解体和"冷战"的结束，他提出今后世界冲突的根源将不再是"冷战"时期的意识形态分歧，而是文化方面的差异，特别是"文明的冲突"。在亨廷顿看来，伊斯兰文明对西方的挑战

―――――――――

[1] Samnel Huntington, "The Clash of Civilization?", *Foreign Affairs*, September/October, 1993.

是毫无疑问的，但这种挑战不具根本性，因为伊斯兰文明没有"核心国家"，所以它无法撼动西方主导的国际体系。那么，谁有可能撼动这一体系呢？亨廷顿当时就把目标放在中国，一个在东亚秩序中居支配地位长达数千年的中国文明。他还认为伊斯兰文明可能会与中华文明联手来对付西方基督教文明。

多数中国人都不认同他的观点，从中国人的视角出发，不同文明完全可以和睦相处。但从这次疫情蔓延过程中暴发出来的大量种族主义言行，从初期的"这是黄种人的病"到后期的歧视华人和对中国的污名化，还有 2019 年中美贸易战时美国国务院一位高官所说的"这是与非白种人的冲突"，等等，我们应该知道了亨廷顿只是用学者的语言讲出了西方社会长期存在的深层次的"西方中心论"，及与之相连的种族主义心态：非我族类，其心必异。对此我们要高度警惕，并联合西方和世界各国反对种族主义的力量与之进行坚决斗争。

中国是一个文明型国家，是一个历史没有中断的古老文明，我们的政治文化传统比西方的文化包容得多。我们一直认为不同文明可以互相借鉴，取长补短，最终实现双赢、多赢。但被"欧洲中心论"熏陶了数百年的西方人要接受世界不同，文化各有千秋，可以互学互鉴，取长补短，这是很不容易的。中国任何一个小孩子都懂"三人行，必有我师"，但西方的主导文化中还是"三人行，我必为师"。这次西方因此而栽了大跟头，对中国疫情防控经验持有的傲慢与偏见最终祸害了西方自己。

但即使在今天，在新冠肺炎疫情横扫西方世界之时，要说服西方人佩戴口罩还是那么难，看来西方文化要接受新事物真是困难呀。3月12日，英国首相鲍里斯·约翰逊举行记者招待会，宣布他的抗疫计划，包括极为恐怖的"群体免疫"构思，他满脸微笑地说，勤洗手，不需要戴口罩，"我不久前刚去医院看望了几位新冠肺炎病人，和他们每个人都握了手"。我心里想这不就是一些人眼中的义和团吗，刀枪不入，病毒不入。过去几个月中，西方这种愚昧我们见得还少吗？我们国内的一些公知动不动就要给中国人民启蒙，其实今天更需要被启蒙的是中国的一些公知和西方许多人，不知这次疫情悲剧能否使他们中的一部分明智起来。中国人有从善如流的文化基因，西方人受宗教影响更相信有某种绝对真理，很多人是堂吉诃德，不碰南墙不回头。

此外，中西方的一个主要差别就是西方历史上有上千年的宗教冲突和战争，包括基督教和伊斯兰教之间长达千年的冲突和战争，包括同一宗教内部不同的教派之间的无数战争等，而中华文明相当独特，中国历史上也有各种各样的战争，但鲜有宗教战争。这种差异与西方一神教传统有关。一神教传统意味着排他性很强：你和我的信仰不一样，我是正确的，你是异教徒，你是错误的，甚至邪恶的，我必须把你变得与我一样，否则你就是我的敌人。

相比之下，中国宗教传统本质上是包容的、综合的，所以中国形成了自己独特的宗教传统，出现了儒、释、道互相交融、相得益彰的局面，这使中国社会成功避免了长期宗教战争的煎熬，我想这也是中华文明得以延续数千年而未中断的主要原因之一。当年欧洲的启蒙思想家，如伏尔泰、莱布尼茨、斯宾诺莎等，面对政教合一、宗教战争频发的欧洲，高度羡慕和赞扬中国这种他们称为"自然宗教"的传统，也就是切近自然的、世俗化的、非政治化的、非"零和游戏"的伟大传统。

与西方相比，中国宗教还有一个源远流长的传统，那就是不允许宗教干预政治，这种政教分离的传统远远早于西方，这是中国历史上宗教冲突和战争远远少于西方的主要原因之一，我们为此感到自豪。在文明冲突和宗教冲突频发的今天，中国这种传统是一种弥足珍贵的伟大智慧。

当然，要西方接受这些事实和智慧还不容易，一个重要原因是过去 20 来年的经济低迷和民粹政治导致今天西方右翼势力在许多国家抬头。西方右翼思维的特征大致是这样的：对内，他们担心移民造成国家认同危机；对外，他们沉迷于"白人优越论"，中国的成功，包括这次抗疫的成功，都威胁到了他们延续数百年的优越感，进而他们认为威胁了西方，特别是盎格鲁－撒克逊人主导的国际秩序，所以他们用一切可以使用的手段加以"遏制"。当然他们越来越力不从心，在这场疫情后，他们将更加力不从心。亨廷顿当年就力主美国联合欧洲形成西方文明的合力来对付中国，西方一些人现在也想推动这种联盟，以使西方继续主导疫情后的国际秩序，但不久前，英国《卫报》一篇评论文章是这样感叹的："1945 年之后，欧洲与美国建立了跨大西洋联盟，妖魔化苏联；但在今天，不管欧洲国家有多么不满，都不太可能对中国采取类似的行动。其他地区更是如此，毕竟当今世界联系更加密切，互相更加依存，对美国的敬畏也更少，而美国领导地位和领导能力的'双重危机'也是问题的关键。"

2018 年 10 月我曾在哈佛大学做过一个演讲，我呼吁美国解放思想，借鉴中国兼容并蓄的文化。我对美国"零和思维"做了解构，我是这样说的：美国人习惯提出的问题是，"中国，是朋友还是敌人？"这个问题背后是典型的黑白分明、你赢我输、"零和游戏"的思维逻辑；而中国人更可能这样提出问题，"这个国家，是朋友还是潜在的朋友？"换言之，在中国政治文化中，特别是处理国与国关系的政治传统中，所有国家都是现在的朋友或者未来的朋友，中国人是长线思维，不以意识形态划线，不以政治制度划线。即使某个国家由于种种原因目前与中国的关系困难重重，我们都希望最终能够化敌为友，大家一起建构人类命运共同体。当然，化敌为友，不是浪漫主义，这需要强大的实力和定力，需要勇敢斗争的精神。

这次战疫展示了中华文明的许多优秀传统：我们不惜成本地抢救每一个生命，这是"人命关天"的信仰，这与西方国家的经济利益优先，不讲人性的"群体免疫"和放弃老人的选择，形成鲜明的对比。我们为这种最尊重生命的中华文化感到无比自豪。对于整个世界来说，还有比这更好的人权教育课吗？

中国战疫过程中，一声令下，14亿人很快都戴起口罩，都可以宅在家里，这靠的不仅是党和政府的强大动员能力，也反映出中华文化的责任心，一个人对家人，对他人，对社会，对国家要有责任感。在西方社会，不要说十几亿人，哪怕你要让一个小区的人戴上口罩、宅在家里都很不容易，个人权利至上的文化深入骨髓。经历这次劫难后，我相信西方的有识之士也会反省西方文化中的诸多偏颇和极端倾向。从中国人的视角看，权利与责任的平衡是一种常识。个人权利至上的文化将无法应对现代社会的许多挑战。

　　这次疫情使外部世界很多人真正了解了什么叫中国精神、中国力量和中国责任。他们看到在危机面前中国人民众志成城、顾全大局的团结精神和战斗精神，看到了中国领导人和中国政府坚强的领导力和执行力，看到整个中国社会井然有序，百姓家底殷实，各种物资供应充沛。他们懂得了一旦出现大规模公共安全危机，中国可能是世界上最安全的国家之一，他们看到了中国政府对自己国民负责，对外国企业负责，对世界人民负责。之前是那么多国家担心疫情蔓延而"围堵"中国，现在中国开始成为很多人的向往。

　　中国文明型国家的特点在这次战疫中得到充分的体现：我们可以做到"一方有难，八方支援"，做到"全国一盘棋"。西方国家一个也做不到，西方民族国家，几乎都是只有"一方"，没有"八方"，更没有"八方支援"可言，有福可以同享，有难无法同当。这次这么多西方国家卷入了劫持口罩和防护用品的内斗，加拿大一位省长干脆说美国总统对加拿大的口罩出口禁令是"没有人性"。相比之下，中国作为一个文明型国家，其内部的团结精神、互助精神、回旋余地、战略纵深都是西方民族国家难以比拟的。

我们正逢"百年未有之大变局"，百年未有之大变局也是百年未有之大机遇，我们要抓住机遇，奋发有为，直至完全的胜利！

结束语　两种世界之命运

　　我们正处在百年未有之大变局，这场突如其来的疫情，和历史上的大疫情一样，它可能会改变人类历史进程。从现在的疫情防控情况来看，中国的抗疫模式取得了阶段性胜利，率先走出了疫情，但疫情已在世界多点暴发，外部世界正滑向经济衰退、金融危机和政治动荡。这场疫情再一次证明，在应对人类的共同挑战面前，没有国家可以独善其身，构建人类命运共同体是唯一的人间正道，各国唯有互相理解和帮助，才能克服挑战、维护好整个人类的共同利益。

在这个意义上，我们又到了一个新的历史关口，我们正在见证人类历史的大转折。《纽约时报》专栏作家、《世界是平的》作者托马斯·弗里德曼（Thomas L. Friedman）把这次新冠疫情看作是历史分水岭，称今后的世界将分为"新冠前世界，新冠后世界"，就像公元前、公元后那样。[1] 基辛格在《华尔街日报》上发表《新冠病毒大流行将永远改变世界秩序》一文，表明了他对美国应对疫情能力的担心，他提出"在一个分裂的国家，我们需要一个高效率、有远见的政府才能克服这前所未有、破坏巨大、全球规模的挑战"，但他更关心的是所谓"自由世界的秩序"在

---

[1] Thomas L. Friedman, "Our New Historical Divide: B.C. and A.C.—the World Before Corona and the World After", www.nytimes.com, March 17, 2020.

疫情后需要持续下去。[1]法国资深政治学者多米尼克·莫伊西（Dominique Moïsi）对美国的抗疫表现深感失望，他说"美国的表现不是差，是指数级的差"。[2]我们前面还引用了美国前助理国务卿坎贝尔等人在美国《外交事务》上的文章，他们担心美国对世界秩序的主导权将被中国取而代之。当然，这些都是西方学者从西方视角提出的看法，不过，对我们的战略判断也有一定的启迪。

不管我们是否愿意，这场疫情已经把中国推到了世界最前台，西方世界对于中国制度的成功，包括这次战疫的成功，惊恐万状，这自然也是西方反华势力最歇斯底里、最没有底线的时候。但在战略层面，我们可以看出，现在正是西方整体实力走衰

---

[1] Henry A. Kissinger, "The Coronavirus Pandemic Will Forever Alter the World Oder", www.wsj.com, Apr. 3, 2020.

[2] Katrin Bennhold, "'Sadness' and Disbelief From a World Missing American Leadership", www.nytimes.com, Apr. 23, 2020.

最快的时候，是西方国家最不自信的时候。我还是这句话，百年未有之大变局，也是百年未有之大机遇。习近平总书记2016年曾指出："以西方国家为主导的全球治理体系出现变革迹象，但争夺全球治理和国际规则制定主导权的较量十分激烈"。[1]习近平总书记一直强调我们"要有世界眼光和战略思维"，这样才能全面把握机遇，沉着应对挑战——赢得主动，赢得优势，赢得未来。

回望20世纪40年代中期，毛泽东主席在中华民族走向解放的关键时刻，从战略层面提出了两种中国之命运，后来证明毛主席的战略判断和抉择是极富远见的。今天我们也有必要前瞻性地思考两种世界之命运，一种是有利于少数国家和资本力量的那种世界及

---

[1]《习近平在省部级主要领导干部学习贯彻党的十八届五中全会精神专题研讨班上的讲话》（2016年1月18日），载《人民日报》，2016年5月10日02版。

其制度安排，其特点是零和游戏、极度自私、霸权主义，另一种是有利于最大多数国家和人民的世界及其制度安排，其特点是以人民为中心，以人类命运共同体为方向，实现最大限度的合作共赢。我们应该团结一切可以团结的力量，包括西方社会的积极力量，为后一种世界和世界秩序而奋斗。我们中国人今天的思考和抉择会影响整个世界的未来。

后 记

　　就像历史上的大疫情一样，这场席卷世界的新冠肺炎疫情也可能改变人类历史进程。作为"百年未有之大变局"的主角之一，中国人要思索、要发声。这次战疫期间，我在上海东方卫视《这就是中国》栏目中，就这场惊心动魄的战疫先后做了八次演讲，产生了一定的影响。本书是在这八篇演讲稿的基础上，对相关的思考做了进一步的梳理和阐述，算是一家之言，亦为这场特殊战疫留下一些自己的思想和文字，希望它们将经得起历史的检验。

　　一本书的形成总要感谢很多人，不可能一一列出，但还是想特别感谢一些人。我要特别感谢这段特殊时期为《这就是中国》栏目做出贡献的许多同事和朋友，特别是潘小礤、金仲伟、李世默、范勇鹏、陈平、高韵斐、袁雷、任静、何婕、朱濛濛、余亮、李波、金灿荣、丁一凡、刘中民、吴凡、王之宇、马泽晨、潘亦萱、周晓婷等。我要真诚感谢上海人民出版社的王为松、姚映然和贾忠贤等热情而又专业的出版人。我还要感谢妻子慧慧和儿子逸舟的理解和支持。

本书的部分研究得到了国家社科基金重大项目（18VBN003 和 2018MZD024）的支持，在此一并致谢！

谨将此书献给所有参与了这场伟大战疫的人！

张维为

2020 年 5 月 8 日

于上海世纪公园之畔

索　引

文
景

Horizon

社 科 新 知　文 艺 新 潮

中国战疫！

张维为　著

出 品 人：姚映然
责任编辑：贾忠贤
封扉设计：水玉银文化
版式设计：安克晨

出　　品：北京世纪文景文化传播有限责任公司
　　　　　（北京朝阳区东土城路8号林达大厦A座4A　100013）
出版发行：上海人民出版社
印　　刷：山东临沂新华印刷物流集团有限责任公司
制　　版：南京展望文化发展有限公司

开 本：890mm×1240mm　1/32
印 张：6.625　字 数：63,000　插 页：2
2020年6月第1版　　2020年6月第1次印刷
定 价：36.00元
ISBN：978-7-208-16485-7 / D·3600

图书在版编目（CIP）数据
中国战疫！/张维为著. —上海：上海人民出版
社,2020
　ISBN 978-7-208-16485-7
　Ⅰ.①中… Ⅱ.①张… Ⅲ.①日冕型病毒—病毒病—
肺炎—疫情管理—中国 Ⅳ.①R563.1
　中国版本图书馆CIP数据核字（2020）第088636号

本书如有印装错误，请致电本社更换　010-52187586